知的生きかた文庫

ざんねんな人体

坂井建雄　監修

三笠書房

はじめに　～人体には、「進化」の不思議とロマンがつまっている～

私たち人間には、一人ひとり大切な自分自身の身体があります。

身体の中では、脳や心臓や肝臓などさまざまな臓器が、それぞれに大切な働きをして生命を支えています。

またミクロの世界を見れば、それぞれの臓器の中で特徴的な細胞たちが生命活動を営みながら、栄養の消化や外気とのガス交換、神経の興奮や筋の収縮などといった、さまざまな機能を果たしていることがわかります。

こういった私たちの生命を支える人体の仕組みは、見れば見るほどに不思議で、驚くほどに精密なものです。ある意味で人体は、無駄な部分など一つもない、精巧に出来上がった〝小宇宙〟のようなものだといえます。

しかし、そんな完璧なはずの人体の中に、じつは「ざんねん」とも思えるような不都合な器官や臓器が、数多く見つかっています。

一体なぜでしょうか？

それには、地球上に生まれた最初の脊椎動物から人類に至るまでの、じつに5億年以上にもおよぶ「進化の歴史」が深く関わっています。

私たちの身体の進化は、最初は顎《あご》のない魚の形からはじまりました。やがて水中から陸上に進出して四肢《しし》動物となり、陸上の環境で繁殖できる爬虫類を経て、多量のエネルギーで高い活動性を支える哺乳類となりました。そして樹上性のサルを経た後、ようやく高度な知能を有する人類が誕生したのです。

こうした進化の間に、かつては大活躍していた器官や臓器が、しだいに不必要になっていくという現象が起こりました。

それらの臓器は、小さくなったり、痕跡だけになってしまったり、あるいは別の形に転用されていたり……。行く末はさまざまですが、そんな「進化の生き証人」とでもいうべきものが、私たちの身体には数多く存在しているのです。

完璧なはずの人体の中に隠された「無意味な臓器」の数々を通して、人体の不思議と5億年以上にもおよぶ人類の進化の歴史を楽しんでいただければ幸いです。

順天堂大学教授　坂井建雄

CONTENTS

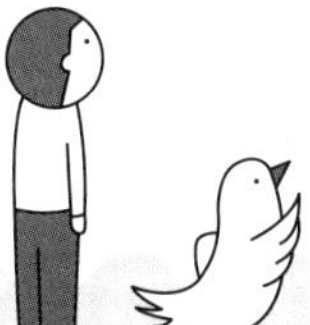

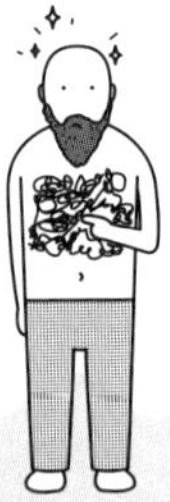

6 足の第5指──バランス感覚をつかさどる「縁の下の力持ち」

7 副鼻腔──やたら鼻水が溜まる頭部の〝スペーサー〟

PART 2
ざんねんな歯・骨

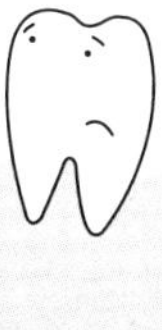

PART 3 ざんねんな筋肉

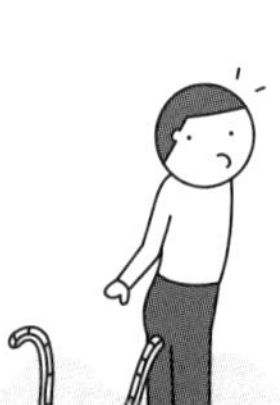

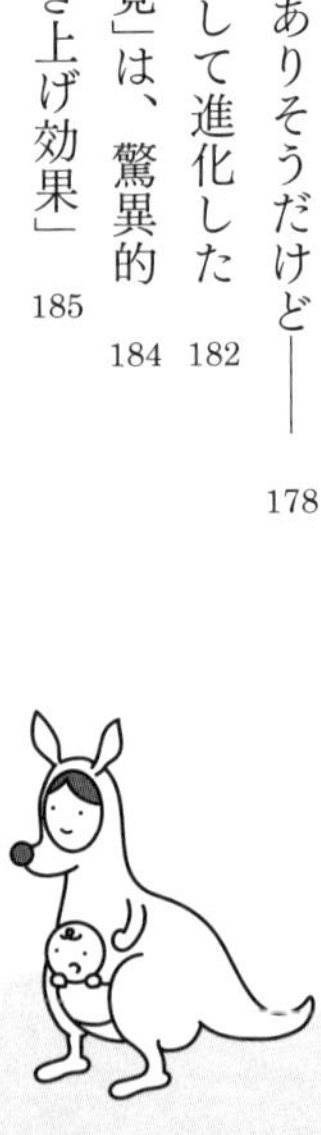

PART 4 ざんねんな男女の人体

本文DTP／Sun Fuerza
本文イラスト／大野文彰

PART
1

ざんねんな器官・臓器

ZANNENNA 01

フェロモンを嗅ぎ分ける「愛」の器官

鋤鼻器〔じょびき〕

ネコが舌を出すのは、「あざとい」からではない

TVの世界などでは、スタイル抜群の絶世の美女が登場したりすると、「フェロモンをまき散らしている！」と表現されることがあります。

フェロモンは、生き物が体の中で作り出す「生理活性物質《せいりかっせいぶっしつ》」で、体外に分泌されると、同種の仲間に一定の行動を取らせたり、昆虫の女王バチがほかのメスの卵巣の発育を抑えたりするといった、発育の変化を促したりします。

複雑な社会性を持っている昆虫類のアリが、このフェロモンでお互いにコミュニケーションをしているのは、有名な話です。

「鋤鼻器《じょびき》」を最初に持った動物は、両生類だったと考えられています。やがて爬虫類が登場すると、トカゲ類・ヘビ類を

含むグループの有鱗目《ゆうりんもく》で鋤鼻器が発達し、嗅上皮《きゅうじょうひ》よりも主要な嗅覚器官となりました。トカゲやヘビがペロペロと出す二叉《ふたまた》の舌も、左右にある鋤鼻器に空中のにおいやフェロモンを効率よく運ぶための動作です。

哺乳類では、こうしたフェロモンを多く吸収しようとするために、独特の表情をすることがあります。ウマが唇を引き上げて笑っているような顔をしたり、ネコが舌をペロッと出してカワイイ表情を作ったりしている**「フレーメン反応」**がそうです。

「あの人のフェロモンすごい」って、じつはウソ⁉

では本当に、人間には、フェロモンで人を惹き付ける能力があるのでしょうか。

じつは人間は、フェロモンはもちろん、その分泌経路もあるかどうかはっきりしておらず、進化の過程において、それを感受する脳内の部位もなくなっています。美人女優が多くのファンを惹き付けているのは、彼女が発する性的フェロモンによるセックスアピールといわれますが、「フェロモンをまき散らしている！」というのは、あくまでジョークだったり、思い込みというわけです。

ところが不思議なことに、人間は使わないはずのフェロモンを吸収する器官「鋤鼻器」の一部をまだ備えています。その場所は、鼻の中央にある軟骨の両側。2～7㎜の葉巻状の器官です。そこで得られたフェロモンのにおいの「信号」は、鼻から嗅いだ一般のにおいの信号とは別の神経経路で、脳に伝えられていたと考えられています。

過去形で書いているのは、この**鋤鼻器から脳につながる神経経路は断絶していて、今はまったく役に立っていない**からです。出生前の胎児には、この神経経路が存在していますが、成長の過程で退化してしまうのです。

フェロモンを嗅がないのに鋤鼻器があるのは、まったくの不思議です。

一般のにおいは、それを感知する嗅細胞《きゅうさいぼう》がある、鼻の中の嗅上皮から大脳皮質《だいのうひしつ》に送られます。鋤鼻器はこれとは別の嗅覚器官で、場所も鼻腔《びくう》内（ヒト）、口蓋《こうがい》（イヌやウマ）など種によってさまざまです。

フェロモンは、鋤鼻器の感覚細胞を刺激することで、電気信号を発生させ、神経を通して、脳の本能をコントロールする視床下部《ししょうかぶ》に伝えます。脳は、この刺激を受けて、

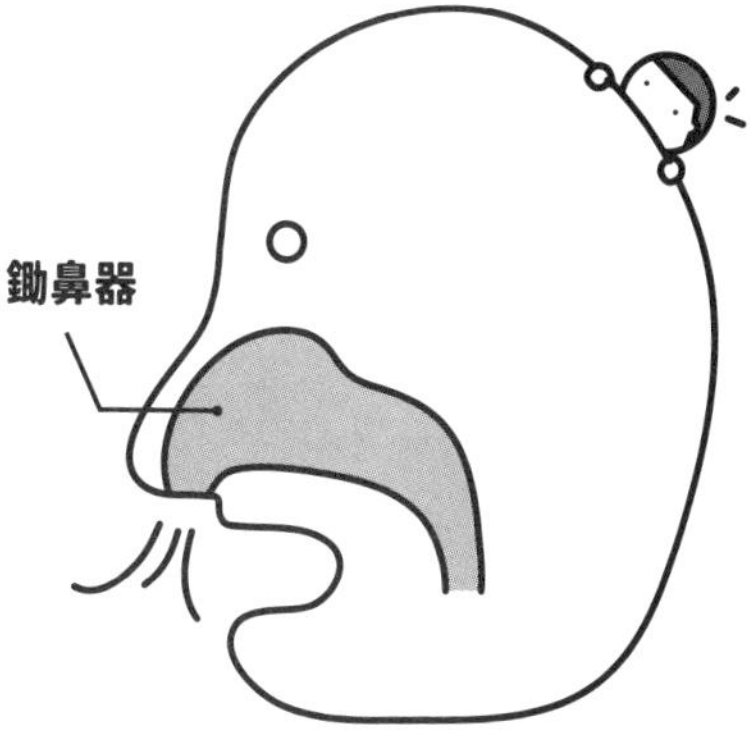
鋤鼻器

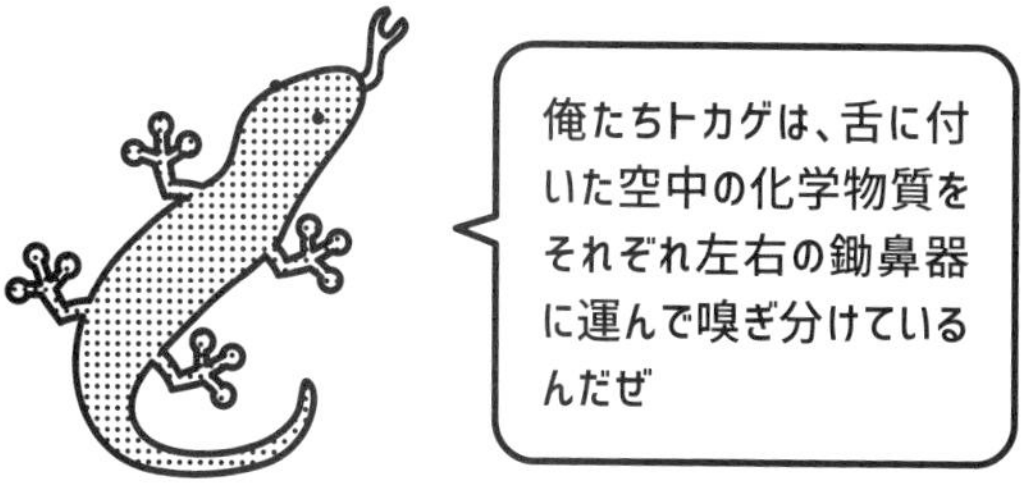
俺たちトカゲは、舌に付いた空中の化学物質をそれぞれ左右の鋤鼻器に運んで嗅ぎ分けているんだぜ

生理的な活動を活性化させるのです。

じつは人間の鋤鼻器も、神経がつながっていないにもかかわらず、性フェロモンによって受容器電位が発生していることがわかっています。神経の代わりにある種の神経伝達物質が分泌され、自律神経の活動に影響を与えているのではないかとする説があるのですが、まだ未解明です。

また面白いことに、人間にはフェロモンではなく一般のにおいを受容する感覚細胞の一部が、精巣にもあります。つまり人間の精子は、ある意味でフェロモンともいえる一般的な臭気「卵子のにおい」を受け取って活性化するのです。その意味では、冒頭の「絶世の美女がフェロモンをまき散らしている」というのも、まったくの勘違いではないのかもしれません。

人間は「フェロモン」を捨て、「愛を語る」ことを選んだ

現在でも哺乳類の多くは、敵や味方、同類、異性をフェロモンで識別していますが、

人間の鋤鼻器は退化してしまいました。その理由には、さまざまな説があります。最も有力な説の一つは、人間の社会的集団形成に関連しています。

哺乳類が発する性的フェロモンは、意志とは無関係に、一定の発情期が来ると相手を呼び寄せます。ところが、人間のメスには発情期がないので、特定の時期にメスをめぐって、ほかのオス集団が争わなくてすむのです。

このフェロモンと鋤鼻器という本能に頼った方法に代わって、人間が進化の過程で手に入れたのが「言葉」によるコミュニケーションです。言葉という、より詳細な情報を伝える手段によって、集団の協調性維持ができるだけでなく、異性に自分の感情や排卵日を知らせることも可能になったのです。

つまり集団の協調性を混乱させる性的なフェロモンを不必要にしたことで、鋤鼻器もいらなくなったというわけです。人間同士の愛の語らいも、こうして生まれたのかもしれません。

フェロモンに比べると、言葉は莫大な情報を伝えられます。たとえば狩猟を集団で行うようになれば、言葉を使うことで、経験をデータとして子供から孫へ伝達させることができます。つまり、**言葉はフェロモンのような一回性の情報のやり取りではなく、死後もその情報を蓄積させアップデートすることができる**わけです。

牙や爪といった戦う武器も備わっておらず、ほかの捕食動物に比べて身体能力も低かった人間にとって、言葉の発達は、社会集団を飛躍的に発展させ、大型化させる要因になったといえます。

鋤鼻器を発現させる「遺伝子」とは？

一方で哺乳類の鋤鼻器は、フェロモンを受容する器官に特化して進化したと考えられています。ほとんどの哺乳類が鋤鼻器を機能させていますが、人間などの高等霊長類や一部のコウモリ類、クジラなどの水棲哺乳類は、鋤鼻器を退化させています。

これらは、フェロモン以外のコミュニケーション方法を持っていたり、フェロモンが届かない環境で生活している種であることが共通しています。鋤鼻器の退化原因は、生活スタイルや環境の違いが大きいと考えられるでしょう。

アフリカ、アジアの旧大陸に生息する旧世界ザルの鋤鼻器は、人間のそれとまったく同じ状態で残っていますが、機能はしていません。

しかし、キツネザルなどの曲鼻猿類《きょくびえんるい》やコモンマーモセットなどの新世界ザルには鋤鼻器があり、機能もしています。

この違いは鋤鼻器に発現する**「V1R遺伝子」**を持っているかどうかに関わってきます。最近の研究では、曲鼻猿類はV1R遺伝子がおよそ数十〜百個、新世界ザルは7個、旧世界に広く分布したカニクイザルなどの狭鼻猿類《きょうびえんるい》は0個〜数個しかないことが分かっています。必要のなくなった鋤鼻器を発現させるV1R遺伝子を、いまだに新世界ザルが細胞内に残している理由は、まだ研究の途中です。

嘘つきな人間と、正直なフェロモン

これまで何度か人間のフェロモン様の物質が取りざたされたことがありました。たとえば、女性の腋下《えきか》部から、無臭の性周期同調フェロモンが分泌されているのでは？

といわれたことがあります。

性周期同調フェロモンは、たとえばメスのライオンなどが、集団の中で繁殖の時期を同調させる化学物質です。同時期に発情すると、子供の出産時期が重なり、メスが共同で授乳したり、天敵から守ったりできるので生存率が上がるわけです。

人間も、同じ場所で生活していると月経周期がしだいに同調してくるといわれていましたが、後の調査では、お互いに関連性がないことが分かりました。

進化では、一度失ったものを再び獲得することはあり得ませんし、結局のところ鋤鼻器が機能しても、ほとんど役に立つ場面がないのです。

むしろ人間は、言語、つまり知恵や知識によって、お互いの関係を作り、社会を形成してきた生物です。中には、関係を円滑にするための「方便」の嘘もあるほどです。嘘をつけないフェロモンと、それを嗅ぎ分ける鋤鼻器は、無用の長物どころか害になることの方が多いのかもしれません。

ただ、鋤鼻器は進化の上で退化してしまったとしても、ウマやネコが見せるフレーメン反応のような愛想笑いだけは必要だったということでしょうか。

ZANNENNA 02

紫外線から目を守る「天然のサングラス」

第三眼瞼〔だいさんがんけん〕

たかが「日焼け」と思いきや……

誰でも経験したことのある、気づかないうちに起こしてしまう皮膚の炎症「日焼け」。その原因は、太陽光に含まれる紫外線です。

夏の強い日差しの中での海水浴や、長時間のドライブの後、目が充血することがありますが、これは眼球が強い紫外線を過剰に受けて、日焼けをしている症状です。

これは夏だけの話ではありません。

冬のスキー場のゲレンデでは、太陽からの紫外線に加え、雪面に反射する光も合わさるため、市街地の約2倍もの紫外線が目に入ってきます。

強い症状が出ると、充血だけでなく、痛みや一次的に視力が低下することもあります。「雪眼炎《せつがんえん》」という症状です。

サングラスやスキーのゴーグルを使うのは、たんなるファッションではなく、こうした「日焼け」から目を守るためなのです。

ガラスやプラスチックのなかった時代においても、氷雪地帯に住むイヌイットの人たちなどは、遮光器と呼ばれる細いスリットの入った一種のゴーグルを使用していたといわれています。古代から紫外線対策はあったということです。

目の保護は、浜辺やゲレンデといった特殊な環境だけの話ではありません。

都会の中でも建物や地下から表に出たときに、太陽光が眩《まぶ》しく感じて、目を自然に薄目にしてしまうことがあるでしょう。このようにして人間は、自然と強い光から目を保護しているのです。

鳥が魚を見つけられるのは、「第三眼瞼」のおかげ

ところが、動物が眩しがっている場面を見る機会はほとんどないでしょう。動物は、外界の光に対して瞳孔の大きさを調節し、目の中に入る光の量を調整することができ

るからです。

それだけではなく、彼らの中には、**目蓋《まぶた》とほぼ同じように、眼球前面を覆うように開閉して目を保護する透明な薄膜「第三眼瞼《だいさんがんけん》」を持っている**ものもいます。これらは、「瞬膜《しゅんまく》」とも呼ばれています。

そう。一部の動物は「天然のサングラス」を備えているのです。

第三眼瞼の役割は遮光だけではありません。開閉することで角膜を湿らせ、「瞬膜腺」と呼ばれる腺からの分泌液で、角膜と瞬膜の摩擦を少なくしたり、角膜上の異物を除去する働きもします。

一方で人間は、進化の過程で第三眼瞼を失っていますが、代わりに「結膜半月襞《けつまくはんげつひだ》」というものが確認できます。結膜半月襞は眼瞼を軽くめくった際に眼瞼と眼球の間に見られる赤みがかった膜で、目頭にあるピンクの肉の部分です。

この半月襞と、そこにつながる筋肉が、おそらく第三眼瞼の痕跡器官《こんせききかん》ではないかと考えられています。

第三眼瞼は、眼球保護という意味で重要な役割を果たしています。

脊椎動物では、サメ類、無尾両生類、爬虫類、鳥類、一部の哺乳類がこれを備えています。

鳥類は、この瞬時に出てくる第三眼瞼が発達しており、水に潜るときのゴーグルや偏光レンズとしての役割も果たしています。

たとえば、第三眼瞼がないとキラキラ反射する水面で魚を見つけることができませんし、そのまま水中に飛び込むのも危険でしょう。まさに防護用ゴーグルといった感じです。ただしこれがあるがために、建築物の窓ガラスの反射に気づかずに追突死してしまう事故もあるのですが……。

人間の瞬きの回数は、じつは異常

ネコは同じ哺乳類ですが、瞬《まばた》きの回数が人間と比べて少ない種族で、1分に約3回ともいわれています。ほかのネコと相対しているときや獲物を狙っているような緊張状態では、数分間にわたり瞬きしないケースもあるほどです。

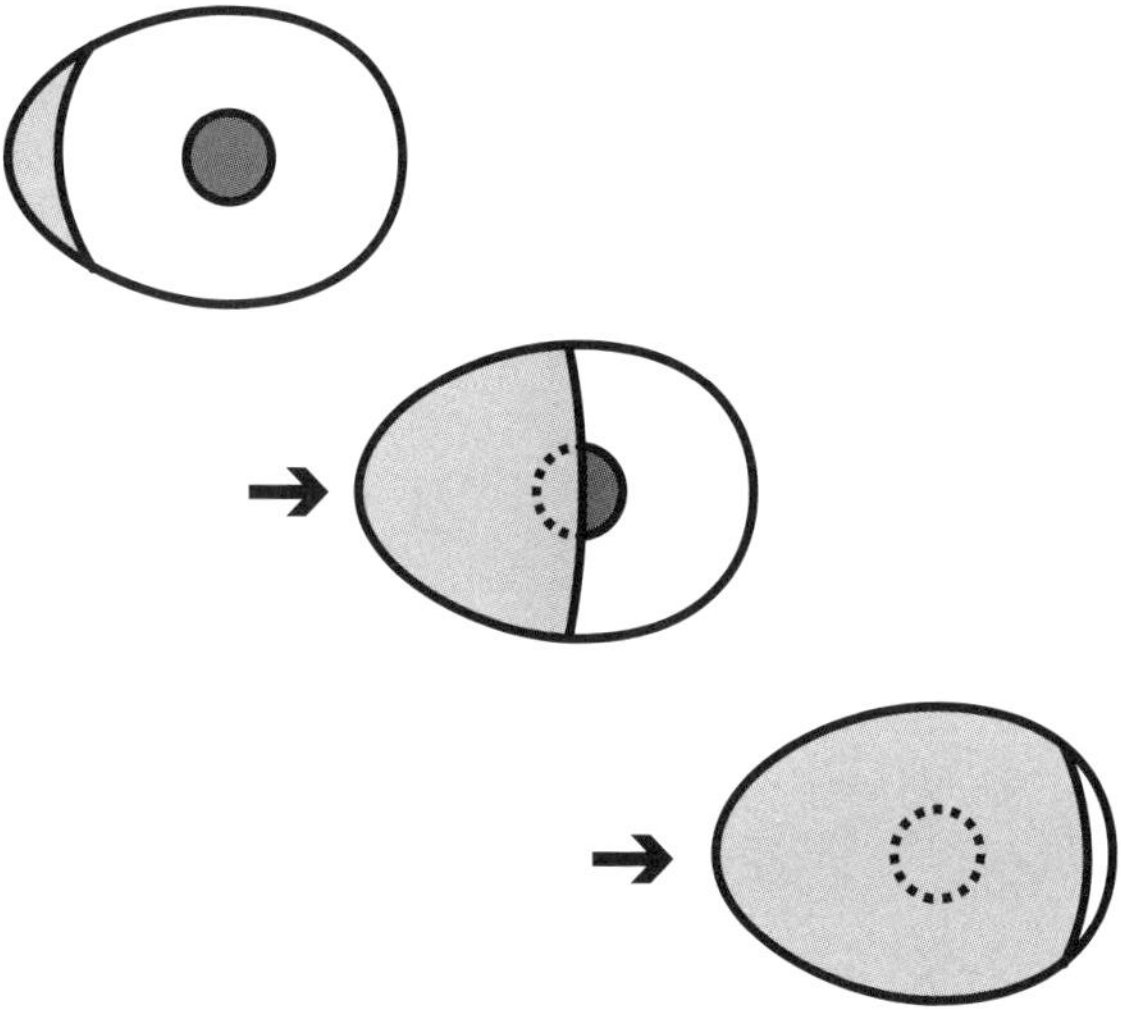

コンタクトレンズじゃないよ。瞬膜。自由に動かせるんで便利だよ

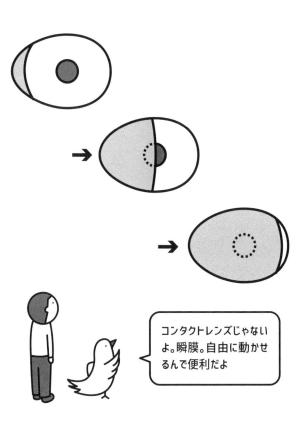

これは涙の量が多いだけでなく、瞬膜腺が水分の蒸発を防ぐ油分を分泌し、第三眼瞼を開閉することで眼球の表面になじませ、目が乾くのを防いでいるからです。

人間は涙を5分で10㎜以上分泌します。これが5㎜以下だと、目が乾いているドライアイという状態になります。対してネコは1分で10〜20㎜が正常なのです。

そこで、人間が頻繁に瞬きをする理由を考えてみましょう。

霊長類のほとんどの種は、第三眼瞼が退化した半月襞になっています。これには生活環境が大きく関係しているという説があります。

霊長類は集団を形成する動物です。狩りをする場合も集団での連携作戦を取り、獲物と一対一で対峙する場面はありません。また獲物を見つける場合も、においではなく、視覚情報に頼る場合がほとんどです。

そこで発達したのが視覚であり、情報交換をする言葉でした。

たしかに第三眼瞼を持つネコやイヌは、人間よりも視力が低いことが分かっています。樹上生活をしていた霊長類は、隣の木や枝に飛び移るために、良い視力が必要だったことも関係しているのかもしれません。

霊長類の瞬きの回数を調べた研究では、集団の個体数が多いほど、頻繁に瞬きをすることも分かりました。

つまり**瞬きは、涙腺から分泌される涙で目を潤すという生理的な機能だけでなく、集団内での社会的コミュニケーションにも使われている**のかもしれないとの仮説が考えられるのです。人間の赤ん坊は瞬きの回数が少ないのですが、これは視力が低いため、目のピントを頻繁に調整しないからと考えられています。

そう考えれば、霊長類は集団の社会を作るために、進化の過程で第三眼瞼を退化させ、今のように目蓋を使うことを発達させたのではないかとの推論も成り立ちます。

視力の良い人間は、さまざまな用途に使える目蓋で瞬きをするので、第三眼瞼を不要としたわけです。

たとえ人間にとっては不要でも——

ほかの動物の第三眼瞼には、それぞれの役割があります。サメの仲間の瞬膜は、獲物に噛みつくときに閉じます。これは相手に接触するときに、目を保護するためと考えられます。「獲物に噛みつくとき、快楽のために白目をむく」というのは、サメ＝凶暴な悪者というイメージが生み出した俗説にすぎないようです。

第三眼瞼は、一部の魚類で獲得された後、爬虫類、鳥類と受け継がれ、生活環境によって変容していきます。

一方、ほとんどの哺乳類のものは退化し、痕跡器官の半月襞になりました。

それでもラクダやホッキョクグマ、アシカやアザラシの仲間などは、完全な第三眼瞼を持っています。いずれも極端な環境に住んでいる動物ですから、目蓋よりも第三眼瞼を必要としたのだということがうかがえます。

イヌやネコにも第三眼瞼がありますが、本来の環境とは違った場所で家畜として生活しているためか、瞬膜腺がさまざまな刺激で炎症を起こし、赤く腫れ上がる「チェリーアイ」という病気を発症したりもします。

10万年後、人類の眼は「宇宙人化」する!?

こうした第三眼瞼は、突然変異でもなければ復活することはないでしょう。

ところがワシントン大学で、生物学に計算機科学、応用数学などを導入する計算生物学の分野で、細胞のゲノムを調べる計算ゲノミクスを研究するアラン・クワン博士は、まさにSFともいえる面白い説を発表しました。人類が10万年後にどのような姿になるかの予想です。

それによると、人類がやがて地球外に移住するようになると仮定すれば、太陽から離れた薄暗い環境に適応し、現在よりも眼球が大型化するとのこと。しかも、国際宇宙ステーション（ISS）の宇宙飛行士たちの視力に障害をもたらしているような低重力環境の影響を軽減するため、目蓋が厚くなる、もしくは眉弓《びきゅう》が盛り上がるらしいのです。

注目は、地球上よりも強い紫外線から目を保護するため、横向きの瞬きができる第三眼瞼ができる、という部分。

こうなると、もはやSF映画に出てくる宇宙人です。環境による進化は、ある意味恐ろしいことなのかもしれません。

ZANNENNA 03

「進化の過程」で淘汰された代表的な器官

ダーウィン結節〔だーうぃんけっせつ〕

人間の耳はなぜ丸い？

人間以外の哺乳類の耳を見ると、ネコやイヌなどの肉食系哺乳類は、先が尖った三角形をしている種類が多くいます。

一方、霊長類の新世界ザルの仲間は、人間のような丸い耳を持っていますが、端に尖りを持っています。人間は、こうしたサル類から進化していく過程で、完全に丸みを帯びた耳を獲得しました。

ところで、人間の耳はなぜ丸い形へと進化したのでしょうか。じつはそこには「ヒトのヒトたる所以」があるのです。

動物の耳の頭から突出した部分を、正確には**「耳介《じかい》」**と呼びます。

人間の耳介のまわりの縁は、くねくねとしたヒダがあり、縁は内側に巻き込まれたような形になっていて「耳輪《じりん》」と呼ばれています。その耳輪上部の縁にある緩やかに突起した部位が**「ダーウィン結節」**、あるいは「耳介結節」と呼ばれるものです。

これは、哺乳類の耳の尖りが内側に巻き込まれた状態になった痕跡器官ですが、なんと人類の4人に1人がダーウィン結節の名残を持っているといわれています。

ちなみにダーウィン結節は、進化論者チャールズ・ダーウィンにちなんで名付けられた「進化の過程で淘汰された部位」です。

とにかく「声が聞き取りやすい」ように——

まず耳介の機能を見てみましょう。

集音器として役立っている耳介のヒダは、集めた音を反射、共鳴させ、耳の穴の「外耳道《がいじどう》」、その奥の「鼓膜《こまく》」まで導いていく役割を果たしています。研究では、このヒダが欠損すると、音を集めづらくなってしまうことが分かっています。

耳介の形は軟骨によって作られていますが、下の部分は、脂肪組織で占められています（ピアスで孔《あな》をあけるのは、この軟骨のない部分です）。

次に耳介の発達を、「聴覚」という角度から眺めてみます。

2003年、インドネシアのフロレス島で10万〜6万年前の小型のヒト属と考えられている「ホモ・フロレシエンシス」の骨が見つかりました。

人間とほかの哺乳類を分ける大きな違いの一つに、「脳の発達」が挙げられます。ホモ・フロレシエンシスの頭骨を調べてみると、猿人から原人への進化の段階で、「前頭葉《ぜんとうよう》」だけでなく「側頭葉《そくとうよう》」も発達していたことが分かりました。前頭葉は、知能や人格、言語、手足の動作などをつかさどる部分で、側頭葉は記憶や聴覚に関わっている部分です。

生物の感覚機能は、聴覚が発達すると視覚が退化するなど、一つに特化していく傾向がありますが、サルや人間は、その両方を発達させてきたのです。

人間が聞こうとしたのは、獲物を狩るときや危険を察知するときの音から、集団で社会生活を送るグループ内でのコミュニケーションの言語へと変わっていきました。

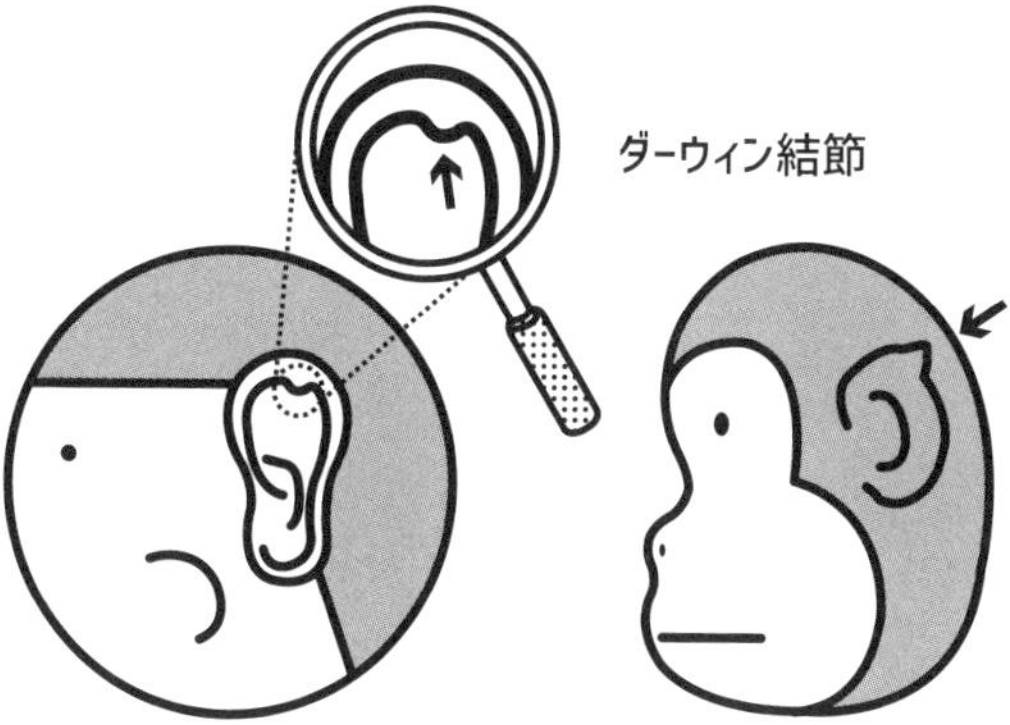
ダーウィン結節

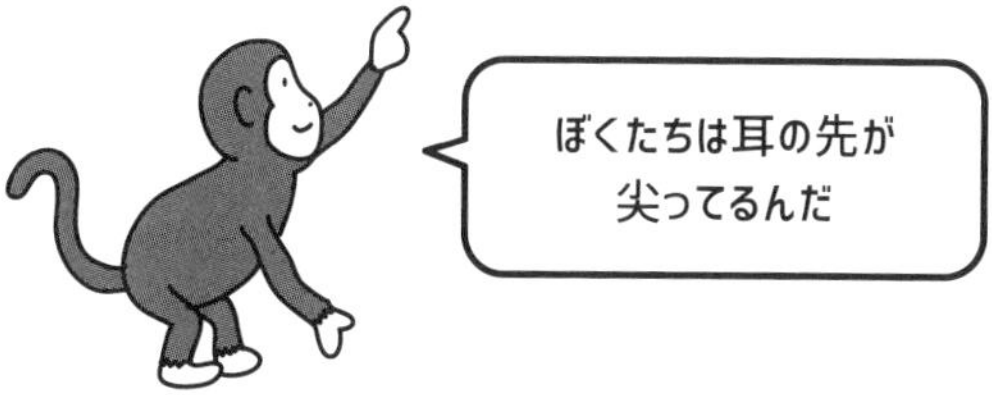
ぼくたちは耳の先が
尖ってるんだ

そのため、遠くの物音を集音する大きく自在に動く耳介ではなく、**細かいニュアンスの音を漏らさず聞き、分析するための、聴覚と脳のシステムを発達させた**わけです。

人とほかの霊長類（サル類）の聴覚を比べると、2〜6kHz前後の周波数の音では、人間よりも、新・旧世界ザル、チンパンジーのほうが感度が低下することが確認されています。

この音は、音声言語で使用される周波数帯なので、人間の聴覚が、ほかのサル類よりも、声を安定して聞き取るように進化したことが分かります。低音に関しても、チンパンジーやニホンザルよりも人間のほうが感度は良いのですが、逆に高音に対する感度では、ほかのサルと比べて低くなっています。

こうした結果から、人間の聴覚能力が、近距離で交信される平静な音声から進化をはじめ、「音声言語」がしだいに周波数やその強度が変化するものに進化するにつれ、それらを適切に知覚するように発達したとする研究があるのです。

そう考えれば、突き出た耳介が不必要になり、人間の耳が現在の丸い形に落ち着いた理由が理解できます。

「耳介の形」の違いには、合理的な理由がある

動物の耳介の形はさまざまです。

動物全体ではダーウィン結節のもとになった耳介の尖り、穂先部分がない種のほうが多いといえます。爬虫類や両生類は外耳道が短く、外部から鼓膜が見えるものも少なくありません。鳥類にも耳介はありません。

哺乳類も同様で、たとえばゾウの耳介は大型ですが、尖ってはいません。ゾウの耳介は集音だけでなく、暑い生息地域で体温調節の機能などを担っているからです。逆に寒冷な地方に生息する恒温動物は、体内の放熱を軽減するため、耳などの突出部を短くし表面積を減らしています。

また、原始的な単孔類《たんこうるい》や、水中生活をするアザラシ類、地中生活に特殊化したモグラ類には耳介そのものがありません。音に頼った生活をしていないからです。

哺乳類のうち、尖った耳介を持っているのは、肉食か雑食の捕食者か、その種に狙われる被捕食者、つまり集音に優れた耳介を必要とする種族たちです。

霊長類は生活環境の影響で、耳介の形を変化させせました。サル類の耳介の縁には巻き込みがなく穂先もありますが、人間はダーウィン結節に退化させました。また、耳をあちこちに向けて動かす筋肉も、首を水平に回す能力で代替するようになりました。

4人に1人がダーウィン結節を持っている！

こうした耳の形は、人によってさまざま。

犯罪捜査において、変装や整形した犯人を見破るのに、元の人相の耳の形状と照らし合わせをする方法があったり、最近では耳の形を、指紋や眼の虹彩の模様のように、個人を識別する部位として利用する技術もあるほどです。

とはいえ、一般の人で「耳介の形」の違いを鑑賞して喜ぶ人もいないでしょうし、ダーウィン結節があるか、ないかなど注意する人は皆無といっていいでしょう。ですからダーウィン結節は、ほとんど知られていない部位なのです。

じつは、このダーウィン結節は、解剖学的には小さな違形＝「小違形」と考えられています。

こう聞くと「ギクッ」とすると思いますが、小違形は、あくまで分類上の名称です。ダーウィン結節は、およそ25％もの人が持っていて何不自由なく生活しているのですから、深刻に考える必要はありません。

耳介における小違形ではほかに、ダーウィン結節の部分が内側に切れ込んだ凹状になっている「ダーウィン切痕」もあります。こちらも機能的な優劣に影響を与えるものではないので、気にする必要はありません。

人間の耳介は、柔道やレスリングといった組技格闘技の選手の場合、内出血を繰り返すうちに全体が腫れて形状が変わってしまったりすることがあります。これは「カリフラワー・イヤー」と呼ばれたりします。「歴戦の証し」と恐れられたりもしますが、当事者は時々血を抜いたりしなければならず、結構大変です。

もちろん変形しても機能的に問題はなく、日常生活では「市販のヘッドホンが入りにくい」という程度。カリフラワー・イヤーの見た目を気にする人は、ほとんどいません。
そういう意味では**ダーウィン結節も、人類が進化の流れの中で「戦ってきた」証明**ですから、「小違形」ではなく、誇るべき器官なのかもしれません。

ますます進化していく耳の整形技術

人間は、生活環境に即して適切な形の耳介を得たのですから、将来的に人間のダーウィン結節が復活して、尖った耳になることはないでしょう。人間の生活環境では、その必要性がないからです。

先に「ダーウィン結節は小さな違形に分類される」と書きました。耳の小違形には、サル類のマカクの耳介のように、結節が貝殻状に突出する「マカクス耳」という違形もあります。

近年では、こうした耳の違形を整形する技術が上がっています。

イギリスでは、親族や健常な状態の耳介を3Dスキャンしたデータから、樹脂製のテンプレートを作り、整形する治療法が確立されています。また脂肪から幹細胞を分離し、軟骨そのものを形成する研究も進んでいます。

ダーウィン結節は進化の過程で生じた痕跡器官ですが、現代医学は、それ以上に耳介を適切な形に変化させているといっても過言ではないのです。

COLUMN 1

退化器官《たいかきかん》と痕跡器官《こんせききかん》 〜意味のない「退化」はない〜

生物は45億年の歴史の中で、その体を生活環境に合わせて、次々に変化させていきました。この現象を「進化」といいます。

生物の種類が多様化すると、体の構造はさまざまな機能に特化し、いらなくなってしまう機能や器官もでてきます。進化は、そうした器官を小さくします。これが「退化」です。ですから**生物学的には、退化は進化の一つの形**といえます。

生物の体で必要性が薄れた器官は、萎縮し、単純化して、本来の働きではない機能を担う場合があります。これが「**退化器官《たいかきかん》**」と呼ばれるものです。その多くは、本書にも紹介されている内臓や骨に関するものですが、中には機能をやめてしまったビタミンCを生成する「偽遺伝子《ぎいでんし》」のような遺伝子レベルのものもあります。

また動物の体内で、完全に機能を失い、わずかに形だけをとどめるように残ったものが**「痕跡器官《こんせききかん》」**です。退化が進めば、器官ごとなくなる場合もあります。

生物が「胎児」段階のときに、器官の発達が途中で止まり、小さなままで終わるものや、原基（形態や機能が器官としてまだ分化していない状態の細胞群）が形成されても、その後、消失したり、本来成長すべき機能とは異なる用途に「転用」されるものもあります。人間の胎児に発生して、さまざまな器官に変化する水棲生物時代の名残の「鰓弓器官《さいきゆうきかん》」や、魚のヒレが転用された陸上生物の手足が良い例でしょう。

痕跡器官は、進化の上で、遺伝子が書き換えられた不必要な器官です。**遺伝子は、一度変化すると、元の姿に戻って書き換わることがありません。**これは「進化不可逆の法則」と呼ばれます。ですから痕跡器官が、再び復活する可能性はないのです。

たとえば、南米の鳥ツメバケイは、ヒナの頃、翼に木をよじ登る爪を持っています。まるで始祖鳥のようですが、これは退化した器官が復活したのではなく、樹上で活動するために新たに得た、始祖鳥の爪に「似ているだけ」の爪なのです。

進化の理由には、さまざまな説があり、現在も研究が進められています。

ZANNENNA 04

腸内環境を整える微生物の「貯蔵庫」

盲腸〔もうちょう〕

盲腸とは本来「病名」ではない

まわりに「盲腸になった！」という人はいませんか。これは大腸と小腸の接合部にある嚢状《のうじょう》の「盲腸」から出ている、長さ5〜6㎝の細長い器官**「虫垂《ちゅうすい》」が炎症を起こしている病気、「虫垂炎」の俗称**です。

この疾病《しっぺい》は手当てが遅れ重症化すると、虫垂内部で細菌が増殖して壊死《えし》を起こし、膿汁《のうじゅう》や腸液が腹腔内へ漏れて腹膜炎を起こす場合もあります。

俗にいう病名の「盲腸」は、壊死した虫垂が盲腸に張り付いたような状態になることから、盲腸の疾病に見えたので呼ばれるようになりました。

「虫垂炎」の原因はさまざまだと考えられていますが、時折、異物の誤飲が疾病を引き起こす場合もあり、切除した虫垂から魚の骨や入れ歯が見つかったとの報告もあります。

とはいえ、昔からよくいわれる「スイカの種を飲み込むと盲腸になる」というのは都市伝説で、因果関係を説明するデータはまったくありません。

偉人たちも苦しんだ「虫垂炎」

盲腸は、大腸の中で最初の部分です。

小腸と大腸の接続部分に「回盲部《かいもうぶ》」と呼ばれる部位がありますが、ここから下方に約5～6㎝の長さで袋状の行き止まり構造になっているのが盲腸です。

回腸と大腸がつながるところには弁があって、回腸からの内容物の流入を調節したり、大腸からの逆流を防ぐように働いています。ですから、誤飲した物がなんでも盲腸に落ちてしまうということはないのです。

盲腸は、爬虫類、鳥類、哺乳類に見られる器官です。鳥類や草食動物では、消化に関与するために、よく発達しています。

人間の盲腸は、草食性のサルより、はるかに短く縮小されていますが、その理由は後ほど解説します。

虫垂炎は、昔から私たち人間を悩ませてきた疾病でした。

日本の著名人の中でも、大学予備門学科に入学した夏目漱石が、虫垂炎を患《わずら》い進級試験が受けられず落第したエピソードは有名です。

ほかにも戦国武将の伊達政宗が、晩年、小姓に語った話によれば、腹膜炎の症状を起こし、腹心の部下である片倉小十郎の介添えで、馬屋の焼いた金具で開腹して膿汁を出したとする記録があります。これも、原因は虫垂炎だったのではないかとの説がありますが、本当だとしたら麻酔がない時代ですから、ゾッとする話です。

私たちの健康は「盲腸」に支えられている⁉

ですが、「そんなに困った器官なら、最初からなければいいのに！」と考えるのは早計です。そもそも、盲腸と虫垂にはちゃんとした役割があります。

人間や肉食動物の盲腸は小さく、逆に草食動物では大きいのですが、これには理由があります。

草食動物は、食べた植物の繊維質を分解して栄養を取ります。分解自体は微生物の力で行うのですが、**盲腸はその微生物を貯めておく器官**なのです。

草だけを食べているわけではありませんが、人間にも同じように盲腸に微生物がいます。最近では、よく健康食品の解説などで「腸内フローラ」という言葉が使われます。これは腸内に常在する正常な微生物群のこと。100種以上、数兆匹ともいわれる微生物の中には、ヨーグルトや乳酸菌飲料で有名になったビフィズス菌などがいます。

常在細菌は、お互いに繁殖のバランスを保ち、病原細菌の侵入や増殖を防ぎ、腸内環境を整えます。このバランスが崩れると、下痢や便秘、免疫力の低下などが引き起こされる要因になります。

また腸内に悪性の菌が増殖すると、一旦、微生物が虫垂に回収されることから、虫垂は「微生物の避難場所」としても使われていると考えられています。

人間には不必要と考えられてきた盲腸、虫垂は、じつは有益な腸内細菌を育てており、健康の維持に貢献しているのです。

「腸と免疫」に関する驚きの仮説

虫垂は、動物によってさまざまな形を持っています。

当然、生物はさまざまな環境で進化しているので、その影響だろうと考えられてきました。

ところが、アメリカのミッドウェスタン大学の研究者が主体となって行われた研究では、興味深い結果が出ています。

さまざまな食物を食べ、いろいろな社会的グループで移動する、世界各地の虫垂を持つ哺乳類533種を調査した結果、彼らの虫垂の存在やサイズと、食性や生態的・社会的特徴との間には関連が見つからなかったのです。

この説では、人間の盲腸と虫垂の変化は、単純に**もともとの大きな盲腸が退化し、**

現在の形になったのではなく、生物として最も適した免疫器官を持つように進化してきた結果だとしています。虫垂は、動物の体が病原菌などの脅威にさらされたときに、二次的免疫器官として重要な役割を果たす機能に変化し、盲腸との複合体の一部として進化したとするのです。

根拠になったのは、虫垂のある動物は、盲腸にリンパ組織が集中的に発達していることが共通して見つかったこと。加えて哺乳類の複数の系統それぞれで、別個に合計30回も進化していることが分かりました。

また虫垂を持っている動物の系統を調べると、虫垂は一度出現すると、その後の進化の過程で、ほとんど消失していないことも分かりました。

研究チームはそれらを併せて、**じつは虫垂は重要な器官で、「偶然に生じたものではない」**という仮説を立てました。

もちろん、これも1つの説なのですが、「腸と免疫」の関係が明らかになるにつれて、それなりの説得力を持っているように見えます。

コアラの盲腸は、なんと2メートル！

人間は盲腸の先に指のような虫垂がついていますが、草食動物の場合は先が「盲腸《もうちょう》尖《せん》」と呼ばれる尖った形の「盲腸体」を持ちます。

草食動物は、たくさんの繊維質を消化しなければならないので、著しく長い盲腸を持っています。

たとえばウマの盲腸は約1mですし、ウシは約75㎝。ウシがやや短いのは、口に戻しかみ直して、次の胃に進める「反芻《はんすう》」をする能力があるからでしょう。

ウサギの盲腸は40㎝、繊維質で固いユーカリの葉だけしか食べないコアラは、哺乳類で最長の2mの盲腸を持っています。体の大きさから考えれば、ずいぶんな長さです。そのウサギやコアラは、一度の消化だけでは栄養を消化しきれないので、一度排泄した糞を再び食べる「食糞《しょくふん》」を行います。

霊長類では、近年、テングザルが反芻に似た行動を行っていることが発見されたり、コモンマーモセットが盲腸の中に甘味や苦味を感じるためのタンパク質「ガスト

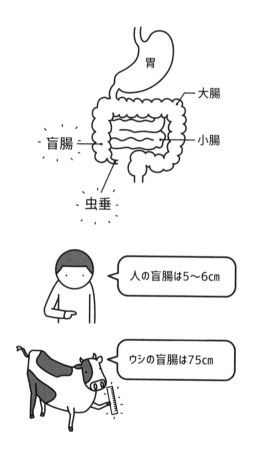

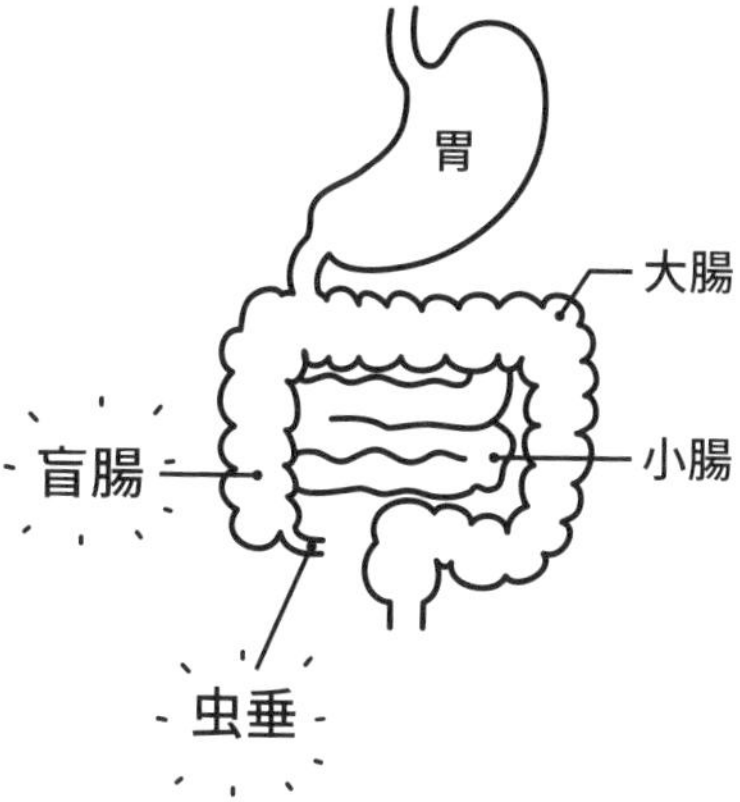
胃
大腸
盲腸
小腸
虫垂

人の盲腸は5〜6cm
ウシの盲腸は75cm

デューシン」を蓄え、腸内での発酵の具合を味のように感じ取って、食べる量を調節しているらしいことが分かりました。

そうなると霊長類の盲腸や虫垂が、「消化のためだけの器官」だったという説の説得力は、薄れていくのかもしれません。

盲腸を切除すると、大腸がんのリスクが上がる!?

人間の盲腸、虫垂も、これまで痕跡器官だと考えられていました。ところが、どうやら重要な免疫器官であることが判明してきたので、少々、扱いが変わってきたようです。

ですから、冒頭の「虫垂炎」の治療方法は変わりつつあります。以前は、虫垂の切除手術が優先されましたが、医学の進歩で、症状が重くない場合は、ほとんどが保存的治療で治す方向に転換しています。背景には、近年、抗生剤の有効性の進歩やCTなどの画像診断の発達で、病状の詳細な鑑別が可能になったこともあります。

かつて役立たずとされた盲腸の有用性がわかり、虫垂炎の治療も切除から維持する形になっているのです。

手塚治虫の医学マンガ『ブラック・ジャック』の「勘当息子」の回では「虫垂だの農家の四男坊なんてのは　やたらに切っちまって　いいもんじゃないだろう」と虫垂を保存するエピソードがあります。ようやく時代が追い付いたということでしょう。

2015年の台湾で行われた研究では、虫垂を切除した人と、していない人37万人以上を約14年間比較すると、切除した人は、その後1年半〜3年半の間に限って、大腸がんのリスクが2・1倍に高まると報告しています。

もちろん研究中のテーマではありますが、今後、盲腸の免疫機能の解明が進めば、新たな免疫系器官として有効利用の方法が模索されるかもしれません。

ZANNENNA 05

あまりにも細い皮膚の「付属器官」

体毛〔たいもう〕

「体毛」の役割

哺乳類の動物を「獣」と呼びますが、これは「毛物」に由来する名称です。稀に「野獣」と呼ばれる人もいますが、体の毛が薄いので、人間は「毛物」ではないというわけです。

古代中国の分類学では、体表面の体毛によって動物を5種に分類しています。魚のような「鱗蟲《りんちゅう》」、鳥の「羽蟲《うちゅう》」、哺乳類などの「毛蟲《もうちゅう》」、甲羅を持つ「甲蟲《こうちゅう》」。そして体毛のない人間は「裸蟲《らちゅう》」に分けられました。

哺乳類の毛は、爬虫類の鱗や鳥の羽毛と同様に、皮膚が角質化して生じたもので、主に**体温の保持と体表面の保護**の役割を持っています。

90％以上はケラチンと呼ばれるタンパク質で構成されてい

て、変わった種類では、ヤマアラシの針や、サイのツノもケラチンの繊維質の集合体。毛のタンパク質は非常に頑強に結びついており、構造的には中心の髄質と周りの皮質、さらに紡錘状《ぼうすいじょう》の細胞、外側を覆っている鱗状の層のキューティクルから成り立っています。

人間の髪の毛は、じつはめちゃめちゃ強い

人間の体毛が退化する中、唯一、目立つ部位に残った体毛が頭髪です。**頭髪の強度は大変強い**ことでも知られています。京都の東本願寺は、幕末に二度にわたって消失しています。その再建時、超重量の木材の搬出、運搬の際に、引き綱が切れるなどの事故が相次いだため、全国各地から女性の髪の毛と麻を撚り合わせて編まれた毛綱《けづな》が寄進されたほどでした。

この人間の髪の毛は、ほかの哺乳類が、季節の気候の差に対応するため夏毛と冬毛を生え変わらせるように、秋になると生え変わることが分かっています。つまり人間

の体毛も、動物の体毛も、あまり大きな差はないのです。

たしかに、ほかのほとんどの哺乳類には、体表が毛に覆われている特徴がありますが、なぜ人間は、体毛を失った裸の姿なのでしょうか。

じつは人間の体毛自体は、まだしっかりと存在しています。

動物ほど目立たないものの、生まれてから死ぬまでに全身にある生毛は、なんと500万本。それが細くて目立たないというだけのことなのです。

人間の「薄い体毛」をめぐるさまざまな仮説

それでは細くなった理由は何でしょうか。

かつては、体毛は身体の保護のために生えているという説がありました。四足獣は敵と争うときに背後を狙われるので背中の毛が濃く、人間は二足なので腹や胸にだけ毛が増える。これは古代ギリシアの哲学者アリストテレスの説です。

しかし、本来、身体の保護が必要な赤ん坊の時は毛が少なく、脇毛や髭《ひげ》、陰毛は、第二次性徴期からの青年期にようやく生えてきます。そう考えると「防御のため」というアリストテレスの説は、全面的に正解とはいえないでしょう。

進化論者のチャールズ・ダーウィンは、異性を引きつけるセックスアピールのために体毛を失ったと唱えています。霊長類のメスが乳房や尻をオスにアピールするために、よく見えるようにしたという仮説です。

また、人類学者のエレイン・モーガンは、人類の祖先が樹上から地上に降りてきた時期に、敵を避けるため、一時、水辺で生活をしていたとの「アクア説」を提唱して話題になりました。このとき、クジラやイルカなどの水棲哺乳類が毛をなくして水の抵抗を減らしたように、人類も体毛を失ったというのです。こちらは面白い説ですが、ちょっと奇抜すぎかもしれません。

このように人間が体毛を薄くした仮説は、数多くあるのです。

現在唱えられているもので、最も合理的なのは、体温の上がりすぎを防ぐための進化という説です。二足歩行になり、活発に地上を活動するようになった人類は、脳が過熱しないように体温を逃がしにくくする体毛＝毛皮を排除し、体表の汗腺の数を増やして、熱の発散に効果的な水分の多い汗をかくようになったというのです。

森から草原に出た人間の祖先は、生活するグループの食料を大量に確保するため、長距離を移動するようになったと考えられています。二足歩行になったのも、両手で大量の荷物を運搬するためとの説もあります。ですから、活発に動いても、脳の温度が上がりすぎない体が必要だったわけです。

同じように、氷河期のマンモスやケブカサイには毛皮がありましたが、暑い地域に棲むようになった大型哺乳類のゾウやサイは、体毛を減らして体温の上がりすぎを防いでいます。

行動範囲の拡大による豊富な栄養の獲得と、〝無毛化〟による体温調節機能の発達により、人間の脳はさらに大型になることができたと考えられます。

これらの体温調節機能の発達は、長距離移動の得意なウマなどにも見られる特徴です。しかしウマは行動範囲や移動スピードは速いのですが、汗が脂っぽいため、熱の拡散は十分ではありません。

体毛を失った人類が、代わりに得たもの

肌の色を決める遺伝子を研究すると、人間の祖先は、160万年前の初期のホモ属が現れた頃には無毛化が進んでいたようです。

しかし**頭髪は、強い太陽光から頭を保護するために残った**ようです。たしかに頭髪がないと、炎天下では熱射病にもなりやすいので、うなずける話かもしれません。

同時に、紫外線に対する抵抗として、メラニンを増やすために皮膚の色素を沈着させるなどの変化も見られました。ですから、高緯度地方に住んでいたネアンデルタール人は、肌の色が白かったようです。

こうした機能に加えて、進化と無毛化が関連して進んだ理由もあります。それはコミュニケーションの手段です。

毛を逆立てて体を大きく見せる怒りの様相は、多くの哺乳類で観察できますが、その**体毛を失った人類は、豊かな表情や言葉、ジェスチャーで表現する知能を発達させた**のです。相手の機嫌を推測するため「顔色をうかがう」のは、毛で覆われていたの

では不可能ですから。

動物の体毛の有無は、じつにさまざまです。哺乳類では、体表に体毛がない種もいますが、ゾウは子供の頃は堅い毛で覆われ、大人になると頭に1500本ほどの、薄くまばらな毛が残ります。

米プリンストン大学の研究チームは、この毛が熱を伝えるラジエーターの役割を果たし、風が当たることで皮膚からの放熱効果を最大23％高めることを突き止めました。

「子供の頃に毛が多い」という現象は、最近人気の「羽毛恐竜」説につながっています。大型肉食恐竜のティラノサウルスも、「じつは子供の頃には毛が生えていた」という説が唱えられるようになりました。もちろん、この学説は二転三転していて、今でも真偽は定まっていません。

ヒトは〝特異な動物〟なのか？

霊長類は、原猿類、新世界ザル、旧世界ザル、類人猿、ヒトなど、200種近く存

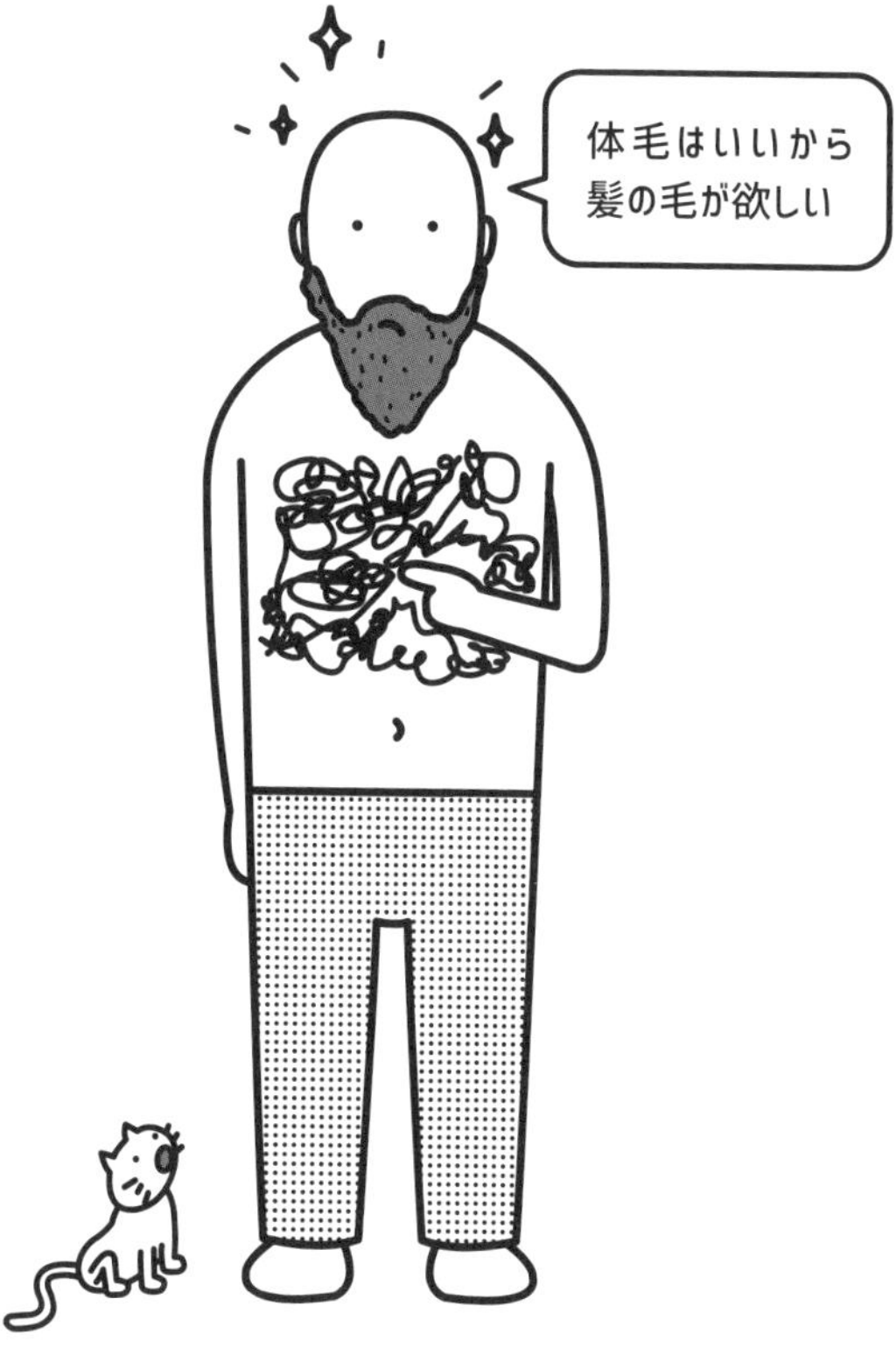
体毛はいいから
髪の毛が欲しい

在します。しかし、体毛が薄い種は人間だけです。

ヒトという生物の特異性を説明するものとして、**「人間は、『ネオテニー』である」**との説があります。

ネオテニーは幼形成熟と呼ばれる成長の仕方で、成熟した個体でも、幼生や幼体の性質が残る現象です。

たしかにオタマジャクシからカエルへの成長「変態」に比べれば、ヒトは幼児の形態を残したまま成熟します。体毛の生えていないサルの胎児と同じ状態で、大人まで成長するのではないかというのです。

ネオテニーは、脳や体の発達が遅くなる代わり、**各種器官の特殊化が進んだほかの生物よりも、環境への適応が柔軟になる可能性が高まる**と考えられています。もっともこれは1920年代の説なので再検討も必要ですが、ほかの動物と「ヒト」の違いを説明するのには、それなりに説得力のある仮説ともいえるでしょう。

一方で人類を「一生物種としてのヒト」であると定義したイギリスの動物行動学者デズモンド・モリスは、「人間は、霊長類の中で、ただ一種の体毛のない裸のサルにすぎない。人間は自分を生物界の中で至上のものと考えているが、その思い上がりをこれほど愕然とされる前提はなかった」と皮肉っぽく説明しています。

今でも、東アジア人は体毛が薄く、欧米人や中南米人は体毛が濃いという特徴がありますが、これは、それぞれの先祖が暮らしてきた各地域の環境によって決定された、発毛に関する男性ホルモンの差異が引き継がれているにすぎません。

人間は体毛の代わりに、「知恵」「技術」という形で、柔軟に環境に適応する方法をたくさん手に入れました。体毛ではなく、暖房器具を発明する能力を発達させたのが、人間なのです。

ZANNENNA 06

バランス感覚をつかさどる「縁の下の力持ち」

足の第5指〔あしのだいごし〕

人が小指をぶつける意外な理由とは？

誰でも一度は、足の小指をタンスにぶつけてしまった経験があるのではないでしょうか。これはもう、悶絶するほどの痛みです。

もしかしたら、何度もぶつける経験をして、涙ながらに「もう小指なんかいらない！」と思った人もいるかもしれません。

なぜ人間は、足の小指をぶつけやすいのでしょうか。

人間の体には、現在、自分がどういう位置にいて、どのように動いているかという情報を認識する「固有感覚《こゆうかんかく》」というものが備わっています。この感覚が脳に情報を伝えて、知らず知らずにアクセルやブレーキを調節するように、運動をコントロールしているのです。

日本機械学会で発表された「人間の身体位置の研究」では、

足の小指をぶつけるのは、人間の感覚において、足部の幅の1/10、長さにして10〜15㎜程度、つまり**足の指1本分、ないし2本分が、自身が考えている足の大きさよりも「外側に飛び出している」**からではないかと結論付けています。

つまり人間の固有感覚は、足の小指の位置を正確に認識していないわけです。

人間の「バランス」をつかさどる器官

では小指は、認識されないほど不必要な部位なのでしょうか。

たしかに人間の小指は退化傾向にあります。

まず、指を医学的に見てみましょう。指は体の内側から第1指〜第5指と数字で呼び、俗には親指、人差し指、中指、薬指、小指と呼ばれます。医学用語的には、手は「指」、足は「趾《し》」（あしゆび）と表記して区別します（本項では、便宜上「指」で統一しています）。

手と足の指は対応していますが、足は手の指に比べて非常に短く、手ほど自由には動かせません。

サルなどの霊長類は、物をつかんだり、足の指を器用に使いこなしますが、人間はそうはいきません。それでも足の指は、二足で走るように進化してきた人間にとって、重要な部位になっています。

たとえば、「走る」という動作においては、足を着地させるときに地面をつかむように親指から小指まで順番に動かすことで、姿勢を安定させているといわれています。ですから「走」の専門家である陸上選手は、足の指を鍛えたり、動かし方を練習したりもします。指の一本一本を動かしやすくする、先が5本指に分かれたランニング用ソックスが売られているほどです。

また足の指は足裏にあるアーチ形状の「土踏まず」(医学的には「足底弓《そくていきゅう》」)の筋肉と連動しているので、その筋肉の鍛錬も重要とされています。

事故や凍傷などで第5指を失った人は、まっすぐ歩くことが困難になるとの報告もあります。手に比べれば器用ではない足の指ですが、こうしたことからも**体の微妙なバランスが崩れたときに、それを察知するセンサーとして働く**との説があるのです。

ですから固有感覚的にはあまり意識されていなくても、足の指の中で、小指の第5指は、重要な役割を持っていると考えられています。

小指はさりげなく退化している……？

解剖学的に見ると、この足の趾骨《しこつ》は手と同じく、親指だけが2本、ほかの指は「末節骨」「中節骨」「基節骨」の3本から構成されています。

ところが面白いことに、小指に3本骨を持つ人間は少なくなっているとの統計があります。ある調査では、2本骨の欧米人が35〜48％、日本人では75％もいるのだそうです。

人間の足の形は、サルによく似ています。しかしサルの指は、必ず3本の骨で構成されています。**人間は、小指の骨を進化の過程で失いつつある**ということです。

進化の過程で人間が分岐してきた先祖は、動物園で見られる種類のサルたちです。どの種も足で物をつかんだり、木に登ったりするのが得意な種類で、人間と違うのは一目瞭然です。

足に関係するとされる進化が見られるのは、約400万年前から約200万年前に登場した、アフリカで生まれた初期の人類、アウストラロピテクスからです。アウストラロピテクスの大きさは、現在のチンパンジーとほとんど同じですが、二足歩行で直立して歩く能力を持ったと考えられています。

彼らの系統から、やがてホモ（ヒト）属最初の種、ホモ・ハビリスが進化したと考えられています。アウストラロピテクスについては諸説ありますが、**二足歩行は、自分の属するグループを拡大するため、外敵やほかのグループの縄張りを越えて食料をスピーディーに、かつ大量に運搬しようとして獲得した能力**だと考えられています。二足歩行なら食料を抱える両手が使えるわけです。

人間は、この時点で木の上の生活を捨てたので、枝をつかむための長い足指や、木登りに特化した関節も必要がなくなりました。

手の小指を使わずに物をつかんでみると分かりますが、強い握力を出すには小指の存在が重要です。これは足でも同じですから、木を足でつかまなくなったら第5指の

欧米人
日本人
私の方が進化しているの!
小指の関節が
3本
小指の関節が
2本

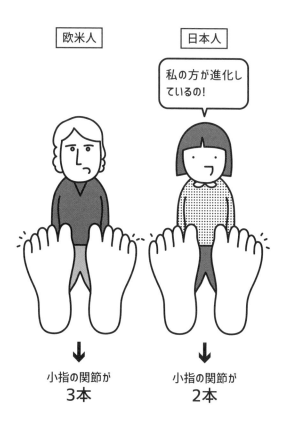

重要度は下がり、退化して小さくなるでしょう。

そして、失った足の骨1本に代わって進化したのが、歩行するために発達した新型の骨格や筋肉だったのです。

環境に応じて〝最適化〟する足と指

陸上に生きる哺乳類は、2対の手足を持っています。これによって自分を移動させたり、食事の際に利用したりします。霊長類と、偶蹄目《ぐうていもく》や奇《き》蹄目《ていもく》などの四足動物の違いは、後ろ足が直立と歩行に特化していることでしょう。

偶蹄目や奇蹄目などは、足先の「蹄《ひづめ》」で体を支え、指や踵《かかと》は地面から高く離れています。蹄は角質で爪の一種です。奇蹄目のウマは、平坦な草原を走るために蹄の中にある中指1本が発達し、現生種では、それ以外の足指は退化しています。

食肉目のイヌ、ネコは、前足に5本、後ろ足に4本の指を持ち、どちらの指も3本の骨で構成されています。両者は、足先にクッションの肉球、スパイクの役割を果たす鉤爪《かぎづめ》を持ち、移動や狩りに役立てます。

イヌは趾骨で体を支えていますから、指先で立っていることになります。前足の親指に相当する退化した指は、「狼爪《ろうそう》」と呼ばれ、地面に接することはありません。

ネコも骨の数は同じ3本ですが、先端の末節骨には爪が生え、これが滑車のように回転して爪を出し入れします。

このように、**どの動物の足指の構造も、それぞれの生活環境に合わせて進化してきたのです。**

「理想的な足」を手に入れるために――

人間が再び小指を発達させ、もう1本の骨を取り戻すためには、まず足指を多く使う環境で生活しなければなりません。とはいえ、サルのような樹上生活が人間に必要になることがあるのかは、はなはだ疑問ですが……。

筑波大学名誉教授の浅見《あさみ》高明《たかあき》博士の研究では、現代の日本人の足は、親指や小指が足の内側に向いてしまっている外反母趾《がいはんぼし》、内反小趾《ないはんしょうし》が多く、小指が浮いているので足型をとっても小指の跡が映らない場合が多いそうです。

5本の指がきちんと接地すれば足の指を曲げる力も発達し、きれいな「土踏まず」ができ、バランス感覚、運動能力的にも優れた形になります。

日本人の第5指の骨が少なくなった理由は、はっきりしませんが、よくいわれるように、「より進化したから」と考えるのは短絡的でしょう。二足歩行をする人間としては、足が進化した証拠になるのは、骨の数ではなく、バランスが取れた足の裏の形だからです。

もちろん足を理想的な形にするには、裸足や下駄を履くなどの、日常のトレーニングが必要になります。足の指に力を入れて、地面を踏みしめる動きを日頃から鍛錬するのです。

ただし理想的な足になったとしても、第5指の骨が増えたり、木登りが得意になるわけではないので、お間違えのないように。

ZANNENNA 07

やたら鼻水が溜まる頭部の"スペーサー"

副鼻腔〔ふくびくう〕

「花粉症」の原因

有名な「現代病」ともいわれる花粉症。毎年、季節になると、鼻水やクシャミに悩まされている人は少なくありません。

鼻をかまずにすすっていると、顔のあたりがボーッとしてきます。これは**鼻腔の周囲の骨の中に作られた空洞「副鼻《ふくび》腔《くう》」が、炎症を起こして鼻水が溜まっている状態**です。

副鼻腔炎は、ごく一般的な症状で、米国と欧州では、慢性症でも人口の12・5%ほどもいるという統計もあります。

青く濃度の高い鼻汁が出たり、痰《たん》や咳《せき》が出やすくなってきた場合は、副鼻腔炎の可能性が高いです。

副鼻腔炎が進むと、炎症で発生した膿が自然孔《しぜんこう》より排泄されず、副鼻腔内に溜まり続けます。

さらに炎症が続くと粘膜が厚くなって鼻腔への出口を塞ぎ、膿の排泄がさらに困難になり、病状は重症化。化膿で生じた膿汁が溜まった「蓄膿症《ちくのうしょう》」になってしまいます。症状が重くなると頭重感、頭痛、発熱などが起き、合併症を発症する場合もあります。

こうした辛い症状を治療するためには、副鼻腔に溜まった膿を機械で吸い出してから、根本的な治療を行わなければなりません。

この膿や鼻水が溜まる場所、副鼻腔は、まったく厄介な器官といえます。

謎に包まれた〝退化器官〟

果たして副鼻腔は、何のための器官なのでしょうか。じつは、その生理的な役割はあまりよく分かっていません。

さまざまな生物の構造を比べる比較解剖学では、保温保湿のためのエアコンディショナーの機能、貯気機能、音声の共鳴、頭部を衝撃から守るクッション機能など、10ほどの役割が唱えられていますが、どれも仮説の域を出ていません。いずれにせよ、人間の副鼻腔は、現在は使われなくなってしまった退化器官といえるでしょう。

副鼻腔は、「前頭洞《ぜんとうどう》」「篩骨洞《しこつどう》」「上顎洞《じょうがくどう》」「蝶形骨洞《ちょうけいこつどう》」の4つの空洞で形成されています。人によってさまざまな形をしている副鼻腔の内部は、細い通路「自然孔」で鼻腔とつながっていて、鼻呼吸をすることで空気の交換が行われます。鼻腔と同様に線毛をもつ粘膜で覆われ、ほこりや微生物を除去しているのです。

「嗅覚」よりも「視覚」を選んだ人間たち

では、哺乳類の副鼻腔は、もともと何のために存在した器官なのでしょうか。

哺乳類はもともと夜行性で、嗅覚に優れ、巨大な鼻腔を持っていました。

鼻腔の周囲の多数の骨の中には空洞があり、鼻腔につながって副鼻腔を作っていました。嗅覚を助ける働きをもっていたと推察されています。

ところが**四足獣だった哺乳類が、長い歴史の中で霊長類、そして人間へと発展していくにつれ、嗅覚の必要性が薄れていく**のです。

人間はほかの哺乳類と違い、80％の情報を視覚から得ている動物です。また情報伝達も言葉で行っています。ですからフェロモンや獲物の臭気を受容する嗅覚器官を退化させ、反対に発達した眼球を収めるしっかりとした眼窩《がんか》や、発達した脳を収める脳《のう》頭蓋《とうがい》を必要としました。

霊長類の嗅覚機能が、環境や生活条件の変化によって退化しはじめて、代わりとなる視覚が進化すると、頭蓋の中に眼窩が成立して鼻腔は縮小し、その部分の空洞化と側壁化が進みます。**鼻腔は、呼吸が主機能となり、形態もそれに適応した形になっていきました。**

鼻腔の横にある「上顎洞」は、最も大きい副鼻腔ですが、人間への進化の過程で、鼻腔、眼窩、顎顔面、脳頭蓋などの関係性が大きく変化し、体躯《たいく》の大型化によって、旧人にいたるまで上顎洞も拡大して定着。新人になると頭蓋の球形化がはじまって、額が顕著になり外鼻が隆起します。

また臼歯《きゅうし》の大型化や歯列弓《しれつきゅう》の変化、咀嚼筋《そしゃくきん》の増大に伴って、上顎洞も前内方に拡大していったのです。

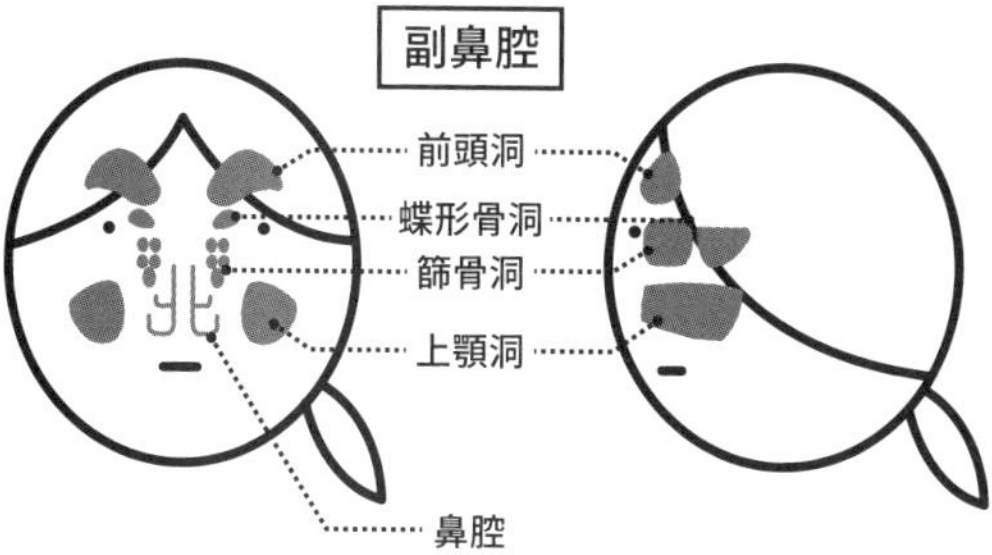
副鼻腔
前頭洞
蝶形骨洞
篩骨洞
上顎洞
鼻腔

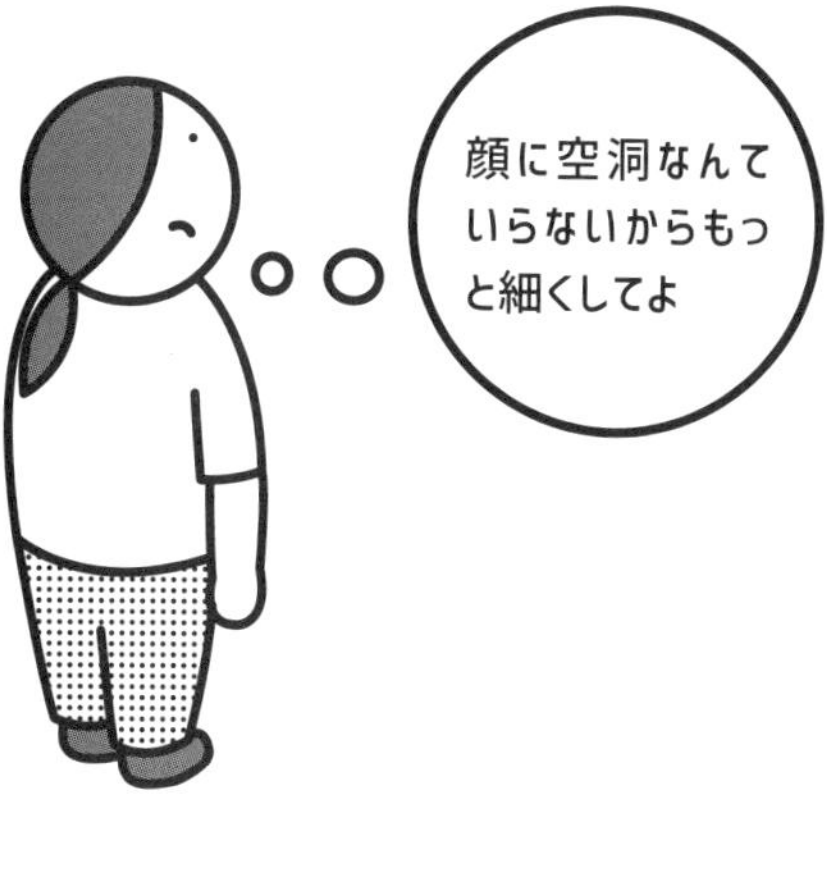
顔に空洞なんていらないからもっと細くしてよ

旧人の時代は、新生代第四紀最後の氷河期で、この時期は、食料を手に入れるのが困難だった時期と考えることもできます。

するとと、個体同士やグループ同士の争いや労力が増加した時代であったともいえ、さまざまな形のコミュニケーションも必要とされたでしょう。旧人たちが使っていたと思われる、いろいろに区切った音を組み合わせる有節音も、この時期に種類が増えたとする説があります。

そうした時代では、副鼻腔の機能のエアコン説、共鳴器説、衝撃から頭部を守るクッション説も、それぞれに必然性があるわけで、信憑性も出てくるのではないでしょうか。

つまり、**もともと嗅覚のため巨大であった鼻腔が、やがて人間に進化していく過程で本来の働きが不必要になっていき、機能を変化させたのに伴って副鼻腔も現在の形になった**のです。

副鼻腔がないと、頭の形のバランスが崩れる

哺乳類は、さまざまな器官を進化させて頭部に配置していますが、そうすると当然、頭部が大きくなります。

器官を機能させるためには、筋肉も必要になります。そうした器官をバランスよくレイアウトするには、頭骨を大きくしなければなりません。

ある説では、副鼻腔は、頭骨を重くすることなく広げるために発達した空洞ではないかという考えもあります。

もし副鼻腔なしで人間の頭を作ると、それぞれの器官の大きさや形の折り合いがつかずに、隙間ができてしまうでしょう。

副鼻腔は、機能としてではなく、**頭蓋骨の中身を適切な形に配置し、頭の形を整えるための空気を含んだスペーサーとして、大きな役割を果たしている**わけです。

イヌやゾウだって、花粉症で困っている……

副鼻腔（含気腔《がんきこう》）は、爬虫類や鳥類の一部にもあるといわれていますが、分布状況はあまりよく分かっていません。

これが哺乳類になると、単孔類を除くすべての種が副鼻腔を持っています。哺乳類の種類によってまちまちですが、上顎洞は、どの種も持っています。

ですから**人間と同じように、ほかの哺乳類も、花粉症などを原因とする慢性的な副鼻腔炎に苦しみます。**

たとえばゾウは、頭蓋前部の大半を占めるほどの副鼻腔を持っています。2016年に亡くなった、東京都立「井の頭自然文化園」の国内最高齢のアジアゾウ「はな子」は、花粉症の症状を和らげるために、薬効があるという甜茶《てんちゃ》を飲んでいたそうです。ただし、甜茶が効くというのは、あくまで民間療法で、医学的データはありません。

人間に飼われているネコやイヌも同じで、鼻から吸った空気が気管に運ばれる間に、粘膜が細菌やウイルス、カビなどに感染して炎症を起こします。これが慢性化すると副鼻腔炎を併発し、クシャミや鼻水などだけでなく、鼻血や目やにが出るなどの症状が現れることもあるのです。

「イケメン」になるかどうかは、副鼻腔で決まる!?

人間ばかりか哺乳類のトラブルの原因にもなる副鼻腔ですが、現在の人間にとっては、最も大事だと思われる機能があります。

ずばり、それは容姿。副鼻腔は頭部の形を整えるスペーサーですから、顔貌の差異には副鼻腔の発達程度が大きく関わっているのです。

たとえば頬骨が出ているとか、顔が扁平《へんぺい》だとか、そうした差は副鼻腔の大きさや位置、形が影響しているのです。

つまり**イケメンかどうかは、副鼻腔が決めているといっても過言ではありません。**

もし将来的に生活環境が大きく変化し、副鼻腔の大きさに変化が現れるとしたら、人間の顔形も変わってくるでしょう。

副鼻腔を持つ人間にとって、普遍的に変わらないのは、辛い副鼻腔炎の症状だけではないでしょうか。

ZANNENNA 08

「進化の不思議」がつめこまれたロマンの部位

鰓弓器官〔さいきゅうきかん〕

人間の先祖は「魚」って本当？

最近のインターネットや雑誌の科学特集では、たびたび「生物の進化」を扱った記事を目にします。近年の海洋汚染や自然破壊の問題などで、読者が地球の自然や生命に目を向けることが多くなった結果でしょうか。

そうした記事を見るたびに抱いてしまうのが、人間の歴史を5億年も遡《さかのぼ》ると、本当に魚類などの小動物の先祖に行きつくのだろうか、という素朴な疑問。

人間と魚は、姿かたちがまったく違います。普通に考えれば、まったく別の生き物にしか思えません。

そこで人間と魚を比べてみましょう。すると、いろいろな共通点が見えてきます。

たとえば食べ物を取り込んで栄養を吸収し、排泄するという仕組みは、生物の体が複雑化しても原始の時代から変わりありません。また魚のヒレは4本の脚を経て、ついには人間の手足に進化したものです。

では、大多数の魚の最大の特徴でもある、水中での呼吸器官「鰓《えら》」はどこにいったのでしょうか。じつは、この鰓を考察していくと、人間の先祖が魚であったという歴史が見えてくるのです。

人間の母親が妊娠して胎児が5㎜ほどに成長すると、首のあたりに団子のようなデコボコが並びます。奇妙な形ですが、魚の胎児も同じ形のものを持っているのです。魚の場合、この首の団子が成長すると、間のへこみ「鰓裂《さいれつ》」と、そのアーチ状の仕切り壁「鰓弓《さいきゅう》」になります。

つまり人間も胎児の頃は「鰓」を持っているわけです。もちろん人間の場合は、鰓裂は開きませんが、鰓弓の間に「鰓嚢《さいのう》」と呼ばれるくぼみができます。

この鰓の原基は、魚では骨格や筋、神経、血管になっていきますが、人間でも同じように、いくつかの重要な部位に変化していきます。こうした器官は**「鰓弓器官《さいきゅうきかん》」**と呼ばれます。

こうして、人間から「鰓」は消えていった──

人間の胎児には6つの鰓弓があります。

第1鰓弓は、下顎骨の中心部に生じるメッケル軟骨と、耳小骨のうちのツチ骨とキヌタ骨になります。第2鰓弓は、耳小骨のアブミ骨、側頭骨の茎状突起、舌の付け根の舌骨の上半分、第3鰓弓は舌骨の下半分。第4〜第6鰓弓は、喉頭の甲状軟骨や輪状軟骨を作ります。

鰓弓から生じる筋肉は分かりにくいのですが、生じた神経をもとに筋肉の由来を探ることができます。第1鰓弓からは、脳神経第5番の三叉《さんさ》神経とそれに支配される咀嚼筋など。第2鰓弓は、脳神経第7番の顔面神経と表情筋など。第3鰓弓は、脳神経第9番の舌咽《ぜついん》神経と咽頭の壁の筋肉。第4〜第6の鰓弓は、脳神経第10番の迷走神経と喉頭の筋肉になります。

鰓弓からは血管も生じます。胎児の血管を調べると、消化管の腹側から背中に通り抜けています。しかし、その後、第1、第2、第5鰓弓の血管は消えてしまいますが、

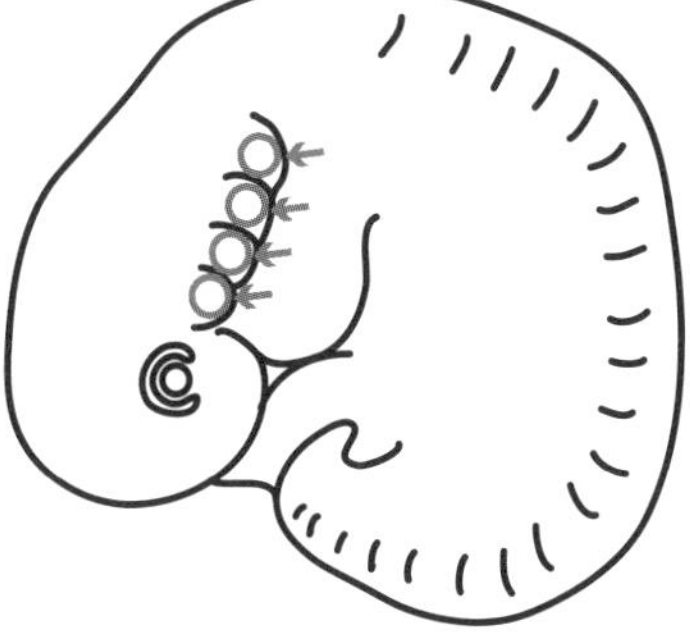

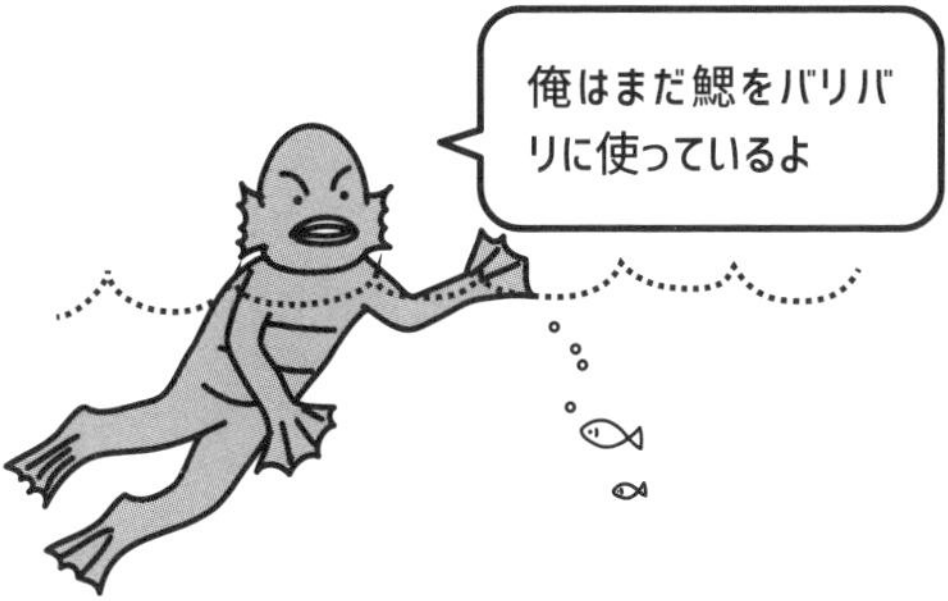
俺はまだ鰓をバリバリに使っているよ

第3は内頸動脈に、左の第4は大動脈弓、右は鎖骨下動脈、第6は、肺動脈と胎児期の動脈管に転用されるのです。

先祖の魚から人間まで、姿は大きく変わりましたが、その進化の道のりは、鰓弓を持つ胎児から、鰓弓が消えてしまった大人までへの成長の道筋で、再現されているのです。

「肺の進化」についての驚くべき結論

次に、同じ呼吸器官なら、どうして鰓弓は肺そのものにはならないのでしょうか。

まず、魚類の時代から、肺がいかにして出来上がったのかを見てみましょう。

生物がまだ水中で生活をしていた頃は、水中に溶け込んだわずかな酸素を、鰓で濾《こ》しとって利用していました。当時の生物は、水の中から出てしまうと呼吸ができなかったのです。その後、あるときから魚類の一部が消化管を使って呼吸をしはじめます。

同じような呼吸をする魚類は、現在でも淡水で暮らしているドジョウです。ドジョウは腸の上皮細胞で酸素を吸収することができます（一部のカメ類も、肛門から水を吸い込む腸呼吸ができることが知られています）。

やがて、その消化管の一部が袋状になり、形成されたのが呼吸専用の肺だと考えられています。南米やアフリカ、オーストラリアに生息するハイギョは肺を持つ現生の古代魚で、水が干上がる乾期には、泥の中で肺を使って生き延びます。

東京慈恵会医科大学の岡部《おかべ》正隆《まさたか》教授の研究チームが、ハイギョの仲間ポリプテルスの卵から、肺が成長する様子を調べたところ、陸上の脊椎動物の成長過程と極めてよく似ているのに気づきました。そして肺を作る3種類の遺伝子が、陸上の脊椎動物と同じように働き、肺ができることを解明したのです。

つまり**肺は、先祖である魚の浮き袋が進化したのではなく、もともと原始的な肺を持っていて、それが進化したもの**と結論付けています。

チャールズ・ダーウィンは著書『種の起源』で、肺は「魚の浮き袋から進化した」と推測していましたが、まったく逆なのです。

それを裏付けるように、ブラジル・リオデジャネイロ州立大学の研究チームは、2015年にシーラカンスの腹腔内に、進化の過程で使われなくなったとみられる退化した肺を発見しています。

シーラカンスの浮き袋は別にあり、気体でなく脂肪が充満していることで知られています。そこからシーラカンスの祖先は、浮き袋と肺を別々に進化させていたとの推測が成り立ちます。

魚類は鰓や浮き袋とは別に、肺を独自に作り出しました。ですから子孫である陸上動物の胎児の鰓弓も、肺になるのではなく、ほかの重要な器官に転用することができたのです。

生物の進化と〝心肺機能〟の充実

胎児のときに鰓の原型を持つのは人間だけではありません。

哺乳類のマウスによる観察では、受精後8日目あたりから、胚《はい》の前方から鰓弓ができはじめ、胎生10日目には4つの鰓弓が形成されます。

そして、第1と第2鰓弓がしだいに大きくなり、ほかの2つの鰓弓に覆い被さって体内へと吸収され、最終的に別の気管になってしまうのです。鰓弓は爬虫類、鳥類の胎児にも、一時的に生じます。

こうした鰓の転用は、脊椎動物だけではありません。カールトン大学のジャーミラ・クカロバーペックは、古代のカゲロウ類の幼虫と成虫の標本を比較することで、幼虫の気管鰓の血管系が、成虫の翅《はね》にあるすじ（翅脈《しみゃく》）と相同であることを発見しました。鰓は変態して翅になり、幼虫のときに鰓を動かす筋肉系は翅の筋肉に転用されるわけです。

生物が呼吸器官として使っていた鰓を肺に切り替え、陸上に進出して以降、陸上の動物は、大量のエネルギーを作り出すため、どんどん心肺機能を充実させていったのです。

人が「水の中」で生きていくことは可能か？

では、人間の胎児の鰓弓が、再び鰓になってしまうことはあるのでしょうか。

鰓と肺は起源が違いますから、当然、肺が鰓に変化することはあり得ません。たとえ人間が水中生活を強いられる時代になったとしても、新しい鰓を作り出すには、最初から進化し直す必要があります。

もっとも自然破壊の影響で現生人類が滅亡し、その何億年も後に新たな人類が生まれるとすれば、鰓人間、つまり半魚人出現の可能性はゼロではなくなりますが……。

もし、鰓が欲しければ、同じ機能を持つ「人工鰓」を作るしかないでしょう。

ところが、心肺機能を充実させた人間が水中で活動するのに必要な酸素を取り出すには、1分間に90リットルもの水を処理する必要があります。すると酸素を濾過《ろか》するフィルターに大量の水を送り込むには、強力なポンプとバッテリーが必要となり、到底、小型化は無理ということになります。通常のスキューバでは、地上と同じ組成の圧縮空気を使いますが、酸素だけ呼吸していると、酸素中毒になってしまうという問題もあります。

どうやら人工鰓の実現もまだまだ未来の話。それなら、まずは海洋の汚染問題の解決を考えてみてはいかがでしょう。何しろそこは、私たちの先祖である魚が住んでいる場所なのですから。

COLUMN

2

環境による人間の多様性 ～「共存」が変化を生む～

これまで人種の分類は何度も試みられましたが、１９５０年代以降は、西ユーラシア人（白人のコーカソイド）、東ユーラシア人（黄色人のモンゴロイド）、黒人のネグロイド、アボリジニなどのオーストラロイドの**「４大人種説」**が一般的となりました。

こうした違いは、どういった進化で生まれたものなのでしょうか。

オックスフォード大学率いる研究チームが、骨や化石、遺伝子に関する研究を基に、人類発生の地アフリカ大陸の気候と生息環境を検討したところ、これまで定説だった「初期の人類は単一集団」との説を否定する論文を発表しました。

さまざまなデータを見ていくと、初期の人類は最初から広範囲に分散しており、多様な場所で暮らしていたことが分かったのです。

現在は過酷な環境で知られるアフリカの砂漠地帯も、30万年前は緑地や湖、川があり、野生動物が豊富に生息していました。しかし地域的には、さまざまな自然条件で隔絶されていたので、分散していたグループは、お互いにコミュニケーションが取れないような状況でした。

このため人類は、自分たち以外のグループと1000年以上も交流することはなかったようなのです。石器などの技術は、グループからグループへ伝播したのではなく、多発的に異なる時代に異なる地域で生まれたわけです。

また化石や、過去1万年間に生息していたアフリカ人の骨から抽出されたDNAを分析すると、人種グループが長く存続せず、遺伝子が受け継がれなかった時代が存在したことや、時代、地域それぞれに新人類と旧人類の特徴が複雑に混ざり合い、単一集団には見られない遺伝子の多様性が見つかっています。

初期の時点から、人類にはさまざまな種が共存していたのです。

ミトコンドリアDNAでの分類でも、現生人類は大きく4つの集団に分けられます。そのうち3つはアフリカ人の集団で、残る1つの集団に一部のアフリカ人のほか、コーカソイド、モンゴロイド、オーストラロイドが含まれます。

生物の種は発生時期が古いほど多様だといわれます。種分化する時間が長いほど多くの種が混じり合い、多様になるという理屈です。当時のアフリカ人の遺伝子はバラエティに富んでいるのですが、それこそが人類の先祖が長い間、その地で暮らしてきた証拠でもあるのです。

初期の人類は、やがて世界中に散らばっていきますが、アジアに来たジャワ原人などは、あまり形を変えないまま滅びました。

逆にアフリカに残った人類は、どんどん多様化し、最後にアフリカを出た人類が現在の人間になったのです。人間は各地域の日照時間や食生活の大きな違いで、肌の色や体格の差異を広げていきました。

米アリゾナ大学のジョシュア・ショール博士の説では、**多様な種ほど進化速度が速くなり新たな種も生まれやすく、さらに多様になっていく**といいます。つまりアフリカの地は、新しい人類を生む培養地だったのです。

遺伝子の多様性は、現代のアフリカ大陸に住む人々も変わりません。

ＳＦめいた話をいえば、小説や映画のような新人類が登場するとすれば、遺伝子の多様性が高いアフリカ人の中から生まれてくるとの説もあります。

もっとも将来の地球でも、人間の生存に適した環境が存続していれば、人間の進化は必要ないかもしれませんが。

PART 2

ざんねんな歯・骨

ZANNENNA 09

「ムシ歯」を引き起こす厄介者

親知らず〔おやしらず〕

「親知らず」だって、立派な歯

巷にはさまざまな健康法、健康グッズ、健康食品があふれ、まさに一億総健康オタク的な様相を呈している日本ですが、その日本人の誰もが悩まされているのが、ムシ歯でしょう。

ムシ歯は、医学的には「う歯」といいます。もちろん治療率も上がっていますが、厚生労働省の2016年度の調査では、25歳以上85歳未満のムシ歯保持者は80％という結果ですから、もはや国民病といえるかもしれません。

この**ムシ歯の原因の一つで、厄介なのが「第三大臼歯《だいさんだいきゅうし》」、歯科用語では「8番」と呼ばれる「親知らず」**です。

食物をすりつぶすための奥歯、臼歯は2対で間に合っていますが、その奥に生えて、いつの間にかムシ歯になってしまうのです。

親知らずは、永久歯の中で最後に発育する歯で、親の管理下を離れた10代後半から20代前半に生えてくるので、そう呼ばれます。「智歯《ちし》」とも呼ばれますが、これも物事の分別がつく年頃になってから生えてくるとの英名「wisdom（智）tooth（歯）」に由来します。

人間の歯は、子供で20本の乳歯、通常15歳前後で生え揃う32本の永久歯があります。歯の形は4種類あり、左右の片側だけで見ると前歯の2本が切歯、次の尖っている歯が犬歯、その後ろの2本の小臼歯、さらに奥の大臼歯に分けられます。

親知らずは、一番奥の3本目「第三大臼歯」です。歯科用語の8番は、最前方の前歯から数えて8番目にあることを意味します。

一般的な大臼歯は、上顎の左右に2本、下顎の左右2本の計4本ありますが、はじめから大臼歯が4本揃っていない人や、もともと親知らずが生えない人などの個人差もあります。

放っておくと、意外と大ごとに……

ところが、ホモ・サピエンスは顎が小さく、3本目の親知らずが生えてくるスペースがない場合が多いので、萌出《ほうしゅつ》方向が通常と異なり、真横や斜めに傾いたり、歯茎の中に埋伏《まいふく》（埋まった状態）して生えることも少なくありません。

こうした位置では、口中に歯ブラシが入りにくいので不潔になりやすく、また生えはじめの歯は柔らかいので、ムシ歯や歯肉炎になりやすいとの特徴があります。

ですから、親知らずが正常に生えていない場合は、抜歯してしまうケースがあります。そのとき、大部分が骨の中に埋まっていたり、歯の根っこの形が複雑に変形している場合は、歯肉を切開したり、骨や歯を削ったりする手術になることも。こうなると歯科ではなく口腔外科の範囲での施術になります。

不潔になったことで生じる親知らず周辺の歯肉炎は、20歳前後の人に発生する頻度の高い疾患で、智歯周囲炎《ちししゅういえん》と呼ばれます。

症状が進むと周囲の軟組織や顎骨に広がって、表層の顔が腫れたり、口が開きにく

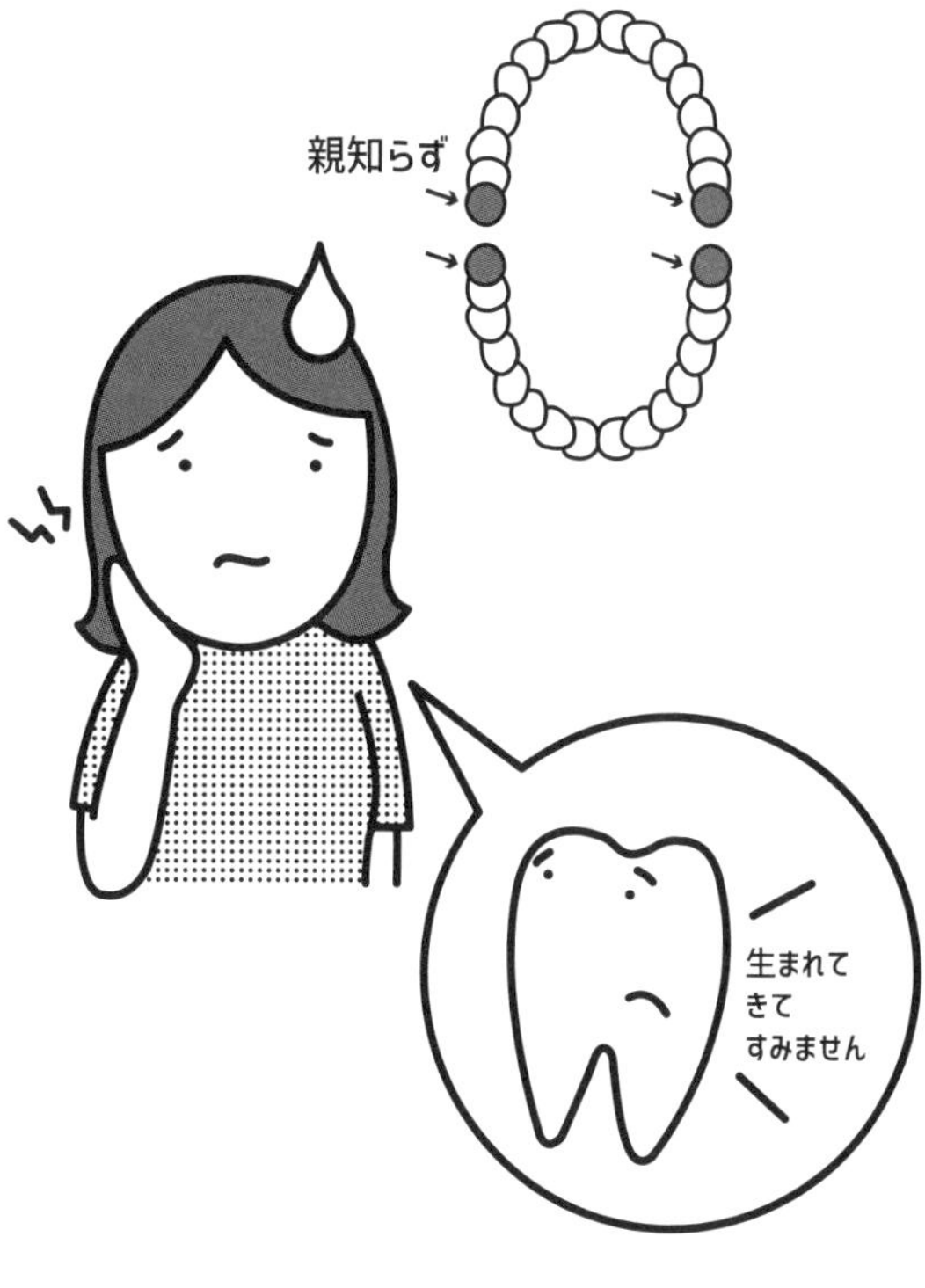
親知らず
生まれて
きて
すみません

くなったりするので、被っている歯肉の切除が必要になります。こうした歯肉炎は、放っておくと意外と大ごとになります。

近年の研究では、歯周病が心臓病や血管病などの循環器疾患に大きく関係しているとの報告もあります。歯周病から発生する菌やさまざまな物質は、血管を通って全身に運ばれます。動脈硬化を起こした血管の中の病巣を調べると、歯周病原性細菌で、血管壁の細胞に付着して侵入する能力が高いジンジバリス菌が発見されることがあるので、これが疾患の一因ではないかと考えられているのです。

生活スタイルの変化で、顎がだんだん小さくなった!?

では、どうして親知らずは、こんな厄介者になってしまったのでしょうか。

かつての初期の人類は、食物の調理技術が乏しく、食材は硬いまま、歯で噛み砕くのが普通でした。

つまり**咬合力《こうごうりょく》を得るために、大きくがっちりした顎が必要だった**のです。ですから、親知らずを正常に生え揃わせるためのスペースに余裕がありました。化石の調査では、約258万年前から約1万年前までの更新世《こうしんせい》に生きていた旧人のホモ・エレクトスの時代からネアンデルタール人の時代までは、正常な親知らずが生えていたと考えられます。

この時代は、人類の住居跡に、石器や炉の跡が発見されているため、堅い食物を柔らかく調理する技術が生まれた創成期だと思われます。硬い木の実や弾力のある生肉が、煮たり焼いたりされるようになると、噛む力もしだいに必要性が薄れていきます。大きな顎に並んだ三つの臼歯も、しだいに必要ではなくなっていきました。

その後の現代型ホモ・サピエンスのクロマニヨン人では、すでに親知らずが、現代人のように異常な形で発現するケースがあったことが分かっています。

顎のサイズダウンの傾向は顕著になっていき、頭骨の研究では、親知らずが正常に生え揃っていた確率は縄文時代の人で8割。弥生時代からは生えないことが珍しくなくなり、鎌倉時代では4割に下がっていました。

食生活と生活様式の変化が、顎の変化にどのような影響があるのかは科学的には解明されていません。しかし徳川家の歴代将軍の遺骨を調べると、ほかの武将よりも顎が小さかったことが見て取れたそうです。もっとも、これも遺伝なのか、よく調理された柔らかいものばかり食べていたからなのかは分かっていません。

骨格全体という視点で見れば、骨が生活によって変わっていく様子は、もっと如実です。戦後に厚生省（当時）が実施した調査では、１９４８年の都市部の17歳男子の平均身長は１５８・４㎝。厚生労働省実施の調査では、２０１４年度の17歳男子の平均身長は１７０・９㎝。66年で、約13㎝も身長が伸びているのです。

これは戦後の栄養摂取量が格段に増え、また生活様式が洋式になって、足全体に圧迫を加えて血液やリンパ液の流れが悪くなる正座をしなくなったため、と推測されています。

歯を含む骨は、外的要因によって案外、フレキシブルに変わりやすい器官で、親知らずが厄介者になってしまったのも、生活スタイルの変化に影響された退化現象といえるでしょう。

親知らずが「歯の治療」に役立つことも

それではほかの哺乳類は、親知らずがあるのでしょうか。

大臼歯は、ほとんどの哺乳類において、歯列の一番後方に持っている歯です。この歯で食べ物を噛み砕き、すり潰すので、「臼《うす》」のように使う歯という意味で名付けられました。

動物によって、歯の数や種類は違います。哺乳類でも種によっては歯の並び順「歯式《しき》」が決まっていて、乳歯から永久歯に変わる「萌出交換《ほうしゅつこうかん》」の時期も決まっています。1、2年で成体の歯が生え揃う種が大部分で、中には、頻繁に生え変わる動物もたくさんいます。

人間同様「第三大臼歯」を持つ動物もいますが、人間とは萌出交換の時期も異なるので、それらを親知らずと呼ぶのは不適切でしょう。

人間の親知らずは、退化器官といわれていますが、正常に生えて機能している場合や、手前の歯などが抜けたときにブリッジや入れ歯の土台に利用できるので、抜歯せずに残しておいた方が良いこともあります。

最近では、きちんと正常な形で生えた親知らずを、移植用に使うこともできます。奥歯を抜かなければいけなくなった部位や、すでに歯を抜いてしまった部位に、親知らずを移植する「自家歯牙移植《じかしがいしょく》」技術です。施術では「歯根膜《しこんまく》」と呼ばれる歯の周囲にある組織も一緒に移植します。

もちろん、どんな場合も自家歯牙移植ができるわけではありません。移植する親知らずが、ムシ歯や歯周病にかかっていない健康な歯であることや、完全な形で抜歯できるのが条件です。移す箇所も奥歯に限られ、歯の根っこを支える「歯槽骨《しそうこつ》」の量が十分にあることも必要になります。

歯槽骨が移植した歯根膜でしっかりと再生すれば、以前の歯の機能が復活します。この治療法は、インプラントや義歯と異なり、身体に対して負担が少ないことが特徴です。

最新の歯科治療技術の発展のおかげで、親知らずはただの厄介者ではなく、とても大事な歯になり得るのです。

ZANNENNA 10

かつての恐竜にもあった「ざんねんな」器官

頚肋骨〔けいろっこつ〕

恐竜が首を上げられなかった「ざんねんな」理由

近年、毎年のように開催される恐竜の博覧会は、子供たちに人気の夏恒例のイベントです。

面白いことに、日進月歩の最新の学説を反映するため、展示される恐竜たちの骨格標本や復元模型は、毎年のように姿を変えます。流行の羽毛恐竜の一部の種類に対しても反証がなされ、次の標本がどうなっていくのか想像もつきません。

地味なところでは、首の長い恐竜がじつは首を高くもたげられず、地面と平行に首を左右にふる動きしかできなかったことも分かりました。

なぜ首を上げられなかったのでしょうか。

彼らの「頚椎《けいつい》」には、横に伸びた骨が下方向に回り込み、そのまま首に沿って長く伸びる**「頚肋骨《けいろっこつ》」**があります。

頚肋骨は、重なり合ってバネのように首を強化していたので、力を入れずに長い首を支えることができました。ところが、そのために首を上げるには、頚肋骨が邪魔になってしまっていたのです。

人間の邪魔をしまくる頚肋骨

やがて生物が進化していくと首も短くなり、骨格もシンプルになっていき、頚肋骨も退化していきました。

しかし、この頚肋骨が、時折、人間に現れ、生活を邪魔することがあるのです。なで肩の女性や、重いものを持ち運ぶ仕事の人に現れやすい疾患で、電車のつり革につかまるときや、棚の上に物を上げるときなど、腕を上げる動作をすると上肢にしびれを感じたり、肩や腕、肩甲骨周囲に痛みが出たりすることがあります。

前腕には2本の長い骨があり、そのうちの小指側にある尺骨に沿ってうずいたり、激しい痛みやしびれを感じたり、さらに手の握力の低下などの運動麻痺を起こす場合もあります。

これらは「胸郭出口症候群《きょうかくでぐちしょうこうぐん》」と呼ばれる病気で、最悪の場合には壊疽《えそ》を起こすことがあり、その原因の一つが頚肋骨なのです。

人間の脊柱の椎骨《ついこつ》は、7椎の頚椎から12椎の胸椎へと続きます。この頚椎の一番下側の第7頚椎に生じるのが人間の頚肋骨です。

頚椎の横突起の先端は前後二つに分かれた形になっていますが、前方の部分が「前結節《ぜんけっせつ》」と呼ばれる、かつての肋骨の名残です。

第7頚椎から、この前結節が長い状態のまま、肋骨のように前方に伸びてきたものが頚肋骨です。頚肋骨は、肋骨のように完全に胸骨と関節を作るもの、胸の一番上の第1肋骨「肋軟骨」とくっついてしまうもの、第7頚椎横突起からわずかに飛び出ただけの小さいものまでと、さまざまです。

その頚肋骨が引き起こしてしまうのが、胸郭出口症候群の原因となる通称**「頚肋《けいろく》」**という症状です。

胸郭の中から出て、上肢に血液を運ぶ鎖骨下動脈は、第1肋骨よりさらに高い位置にある頸肋骨を乗り越える構造です。頸肋骨との位置によっては、鎖骨下動脈ばかりか腕の神経や胸神経も押し上げてしまい、その上にある鎖骨との間で圧迫されてしまいます。

この鎖骨下動脈と腕神経叢の圧迫が「頸肋」の原因になります。**進化によって首が短くなったことで、障害を引き起こしてしまった**わけです。

霊長類では、どれほどの分布があるのかは不明ですが、人間では約0・2％が頸肋骨を持っているという研究があります。

また頸肋の症状は先天的なものではなく、どの年代の人にも発症します。特に肩の筋力が低下する中年の女性や、腕や肩を酷使する職種の人は、頸肋骨と鎖骨下動脈、神経との位置関係がずれやすいので症状が出やすいのです。症状が強い場合は、頸肋骨を外科手術で切除する必要があります。

頸肋骨は、魚類、爬虫類時代からの肋骨の名残といわれる器官です。詳細はこの次の【13番目の肋骨】で書いているので、ここでは説明を簡単にします。

祖先である魚がそうであるように、かつて哺乳類は胴体を肋骨で覆われていました。

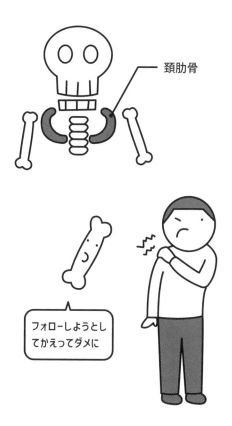

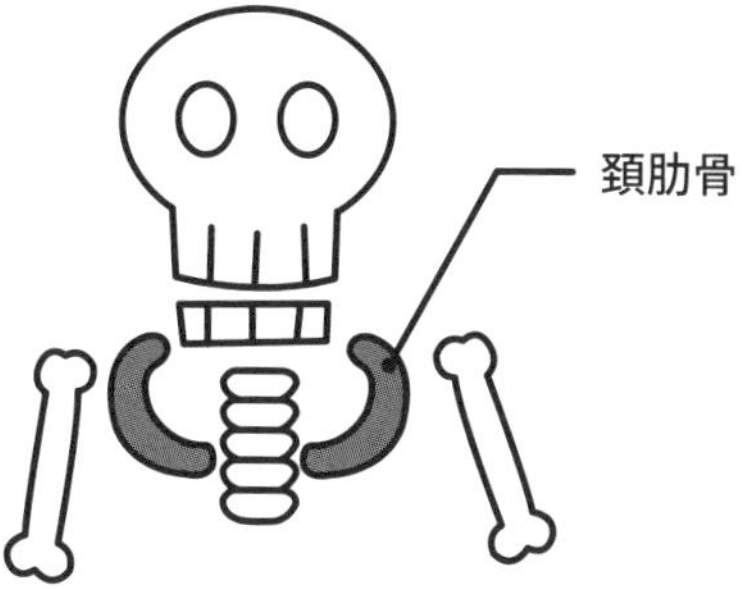
頚肋骨

フォローしようとしてかえってダメに

進化の過程で肋骨は胸部分だけになり、そのほかの部位では、肋骨は椎骨の一部になっていきます。首の頚椎では横から突き出た「横突起前結節《おうとつきぜんけっせつ》」、腰の腰椎では「肋骨突起《ろっこつとっき》」に変化していったのです。

この肋骨が変形して、いろいろな長さになったことで、現在のような脊椎動物の多様なスタイルを生み出したといえるのです。

「頚肋骨」が原因で絶滅した生き物がいる!?

それでは、ほかの哺乳類はどうでしょうか。

シベリアには、永い期間、凍っている永久凍土が多く、さまざまな古生物の化石や凍った死骸が、非常に良い状態で発見されます。2015年には、シベリアの川岸にある永久凍土層から、生後7か月のケブカサイが生きているのと変わらない状態で発見され話題になりました。

発見されたケブカサイには、サーシャという愛称が付けられ復元されたのですが、このケブカサイの絶滅の原因解明のヒントになったのが、頚肋骨だったのです。約180万年前～1万年前の新生代第四紀にユーラシア大陸に生息していたケブカサイは、マンモスやオオツノシカなどとともに氷河期を代表した動物です。

現在のイギリスからシベリア東部にかけて分布し、ツンドラ地帯などの寒冷地に適応した体を持っていました。サーシャが出土した場所は、ケブカサイの生息地として知られた場所でした。

進化の歴史や食性、寿命など、ケブカサイの生態の謎の一つは生息地で、北アメリカからも化石が見つかるマンモスや、子孫が今でもいるステップ・バイソン、トナカイとは違い、絶滅するまでユーラシア大陸に留まっていました。

氷河期当時、ロシア北東部と米アラスカを結ぶルート（現在のベーリング海峡）は地続きでしたが、ケブカサイは、そこを渡ることはなく、北米大陸へ分布を拡げることはなかったのです。

その後に発表された研究では、サーシャをはじめとする遺骸や化石の多くには、頚椎に頚肋骨を持つものが多くいることが分かりました。**頚肋骨が移動を困難にして、**

ケブカサイは移動ができなかったというのです。

そこで唱えられた説の一つが、気候変動が原因で移動できなくなり、その限られた生息地で、近親交配が原因で遺伝子が劣化し、種が衰退していったというものでした。

現代科学と「ホメオティック遺伝子」

頚肋骨を生じさせる遺伝子は、ほかの動物も持っています。

昆虫は頭部、胸部、腹部の体節を持っています。ところが昆虫の中には、頭から脚が生じたりする異形が生まれる場合があります。これは「ホメオティック遺伝子」と呼ばれている遺伝子が劣化したことで変異が起きた「ホメオティック突然変異体」と呼ばれます。

1983年、スイスのバーゼル大学の研究室で、あらゆるホメオティック遺伝子に共通のDNAの塩基配列が発見され、「ホメオボックス」と名付けられました。

この180塩基対からなるホメオボックスは、カエルやマウス、そしてヒトの遺伝子でも発見されましたが、人間の椎骨、肋骨が、このホメオティック遺伝子に支配されていることもわかりました。

ホメオボックスは哺乳類では39個。このうち、頸肋骨を形成する5つの遺伝子は、すでに特定されています。**このうち一つでも欠損が起こると、退化したはずの頸肋骨が伸びてしまう**のです。

今後、それを事前に検査できれば、「頸肋」の予防的措置を施すこともできるかもしれません。

頸肋骨は、太古の世界だけではなく、未来の治療法も物語ります。恐竜時代からの頸肋骨を、ついに人間が科学で克服する可能性が出てきたのです。

ZANNENNA 11

すぐに骨折してしまう体の「支持器官」

13番目の肋骨〔じゅうさんばんめのろっこつ〕

なぜか「余分」がある肋骨

人間の長い文化史の中で、一番、認知度が高い骨といえば、ほとんどの脊椎動物が持っている「肋骨」でしょう。

旧約聖書の創世記には、神は「人から抜き取ったあばら骨で女を造り上げられた」、つまり、イブがアダムの肋骨の一つから作られたとの説話が記されています。こうした歴史的記述も手伝って、肋骨はなじみ深い骨となっているのです。

解剖学的には24本と教わってきた肋骨ですが、1960年代に海外で行われた1239骨格を対象にした調査では、成人の9％ほどの割合で、肋骨が余分にある人がいるのが分かりました。およそ10人に1人ですから、なかなか高い数値です。

しかし、この「13番目の肋骨」には、大きな役割はありません。

肋骨は、内臓を鳥かごのように覆っている骨ですが、かつての哺乳類は腹部まで肋骨で覆われていました。胸部以外は、すべて退化してしまったのです。

「臓器の保護」ならお任せあれ

肋骨の前部は軟骨からなっていて「肋軟骨《ろくなんこつ》」と呼ばれます。

哺乳類の肋骨は脊柱をなす椎骨から伸び、胸骨と肋軟骨で結合することで胸郭に弾性を与え、外側からの衝撃を反発、吸収して内部にある臓器を保護します。また、柔軟な可動性で、呼吸運動における胸郭の運動の効率化も可能にしています。

人間の肋骨の数は12対、全部で24本あり、それぞれ第1肋骨〜第12肋骨と名前が付いています。その形は細長い弓状に湾曲していますが、位置によって、長さや形状などに差異があります。

上から7対は胸骨に直接付着しています。次の3〜4対は、それぞれ一つずつ上の肋骨に付着し、一番下の1～2対は短く、遊離して終わっているので「浮遊肋《ふゆうろく》」と呼ばれます。

この13番目の肋骨の正体は、本書の前項でも扱った第7頚椎から出現する「頚肋骨」か、腰の腰椎の一番上が肋骨となって伸びたものがほとんど。増えた肋骨が頚肋骨だと、身体的なトラブルが起きる場合もありますが、腰椎側であれば、あまり支障はありません。

ただ、ヨーロッパのキリスト教圏では肋骨が余分にあると、旧約聖書の内容にも関わってきますから、発見されるたびにちょっとした騒動になるらしいです。欧米では現在でも、進化論を強く否定し、聖書に書いてあることは「すべて正しい」とする思想運動やファンダメンタリズム（キリスト教の原理主義のこと）が根強く存在しているからです。

人類学者・解剖学者の長谷部《はせべ》言人《ことんど》による日本での調査では、もっと興味深い結果が出ています。肋骨を12本持つ人は92・8％ですが、13本の人は6・1％、11本の人は1・1％存在するということで、肋骨が少ない人もいるのです。11本の場合は、第12

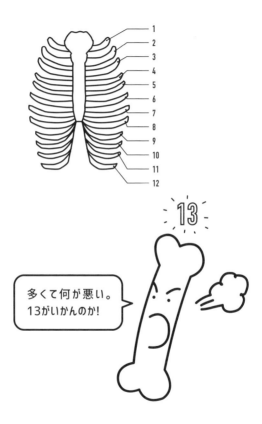

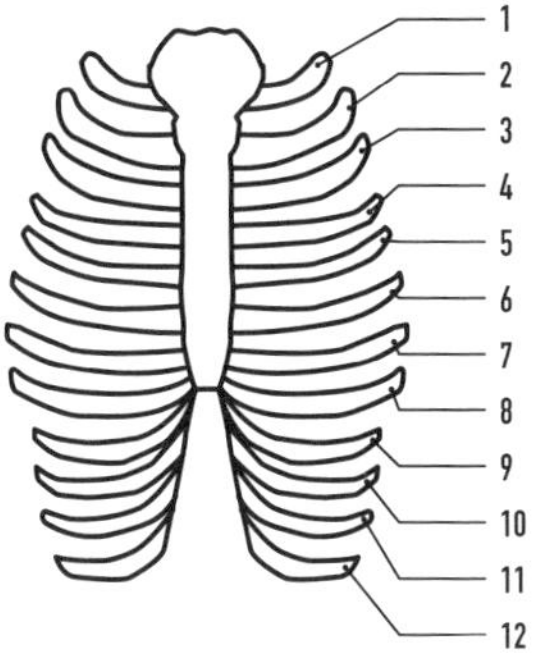
1
2
3
4
5
6
7
8
9
10
11
12

13
多くて何が悪い。
13がいかんのか!

肋骨が極小化していたり、消失していたようです。

肋骨の数の増加の場合は、女性よりも男性が多く見られるそうですが、第7頚椎に頚肋骨が形成されるほかにも、肋骨の前方部が広くなっていたり、第4肋骨が分裂するという異常が稀に見られたりもします。

肋骨が、自在性のある発達や成長をする骨だと分かってきたのは、解剖学が進んだ20世紀になってからです。

初期の脊椎動物における体の支持器官は、丈夫なひも状構造の脊索《せきさく》だけでした。**やがて、その脊索の周囲の軟骨が骨化し、内臓を守り、体からはみ出ないようにする「かご」を作ったのが、肋骨だったのです。**

生物が陸上に上がる時代を迎えると、重力に対応して脊柱が強化されます。直立二足歩行をするように進化した人間は、垂直にかかる自重で大きな力が加わるので、下位の椎骨ほど大きくなり、仙骨《せんこつ》（脊椎の下部に位置する大きな三角形の骨）の下半で急に細くなる構造です。

カメの甲羅の正体は肋骨だった!?

肋骨にはさまざまな種類があります。

まず、軟骨魚類や両生類と、それ以降に進化した動物に、椎骨の横突起に連結して筋肉を背部と腹部に分ける「上肋骨《じょうろっこつ》」が見られます。イワシなどの胴の肉の中に埋もれた小骨がこれです。

もう一つ「下肋骨《かろっこつ》」と呼ばれる、魚の腹側に伸長したものがあり、人間の肋骨は、この発展形です。

硬骨魚類に見られる腹部を覆う「腹肋骨《ふくろっこつ》」も下肋骨の仲間ですが、胴椎には接続しておらず、皮膚の中に埋もれる形で形成される皮骨になっています。腹肋骨は絶滅した多くの恐竜類や爬虫類の仲間が持っていたと考えられていますが、現生種で腹肋骨があるのはワニ類とムカシトカゲだけ。

鳥は、恐竜のティラノサウルスなどの「獣脚類《じゅうきゃくるい》」の一種ですが、体を小型化、軽量化していく進化の過程で、腹肋骨を失ったと考えられています。

面白いものでは、肋骨が変化したカメの甲羅《こうら》があります。通常の哺乳類や鳥類、爬虫類などの肋骨は、背骨から腹側へと平行に伸びますが、カメの肋骨は背骨から横に伸び、さらに扇状に広がって隣同士がつながっています。この骨性の板が甲羅なのです。

しかし、肩甲骨や肩にある筋肉も、甲羅という肋骨の内側にあるのですから、カメは多くの動物とは違う奇妙な進化を行ったのです。その進化過程は、種と種の中間に存在するはずの移行化石が発見されていないので、いまだに解明されていない大きな謎なのです。

肋骨は、外側に硬い外骨格や鱗を持たない哺乳類にとっては、内臓を守るために重要な器官です。

しかし、頭部や体をひねって、素早い方向転換をする動きが必要だったため、邪魔になってしまう胸椎以外の肋骨を進化の過程で消失させました。こうして哺乳類の肋骨は、胸の部分だけになったのです。

それでは、ほかの哺乳類の肋骨の数はどうでしょうか。

シロネズミは、人間の基本形よりも1本多い、13対の肋骨を持っています。ネズミの天敵ともいえるネコも13本です。

大型の哺乳類でいえば、マッコウクジラの肋骨は、左右ともに11本で構成されています。その肋骨の関節面は発達しておらず、単純な構造です。これはマッコウクジラが深海に潜水するために、肋骨の可動性を高めて肺を潰し、水圧に耐える必要があったからです。

動物は進化しながら、自分の内臓（哺乳類なら心肺器官）を守る、最も適した肋骨の形を整えていったのです。

肋骨がやたら〝折れやすい〟ワケ

しかし肋骨は、頑丈な鎧《よろい》ではありません。肋骨は一本一本が細く、骨折しやすい骨としても知られています。また外側からの衝撃だけでなく、咳などの拍子に疲労骨折を起こす場合もあります。骨折のよく起こる部位は第4～第8肋骨です。

一方で、折れてもダメージが少ない場合があるのが肋骨の特徴です。ヒビが入ったり、1本折れた程度だと並行した骨が互いに支え合うので、息苦しさだけで酷い苦痛がない場合もあります。

折れやすさの観点で見れば、**骨折することで衝撃を吸収している**とも考えられるのです。

ただし、肋骨の間には、脊髄から伸びる「肋間神経《ろっかんしんけい》」が張り巡らされているので、何かの刺激で圧迫されると、くしゃみや咳、深呼吸でも、ビリビリとした痛みを強く感じるようになります。

最近では、長時間のデスクワークや同じ姿勢でスマホを使い続けることで肋間筋が緊張し、肋間神経痛が起こりやすくなる場合もあるので、これらは極めて現代的な症例といえるかもしれません。

聖書時代から注目される肋骨が、歴史を超えてＩＴ時代の現代病に悩まされるのは、ちょっと不思議で、興味深い構図です。

ZANNENNA 12

いまや不要になった「尻尾」の痕跡器官

尾骨〔びこつ〕

「尾骨」の骨折にご注意を

雪に慣れていない都市部では、冬の時期になると、毎年のように、転倒による救急搬送がニュースになります。

雪の日に足を滑らせて尻もちをついてしまっただけなら、あざができる程度ですみますが、骨を打ち付けると身もだえするような苦しみです。

臀部《でんぶ》を打ち付けた際に骨折しやすい部位の一つが、脊椎の最下端にある尾骨です。脊椎の一番下は尾椎と呼ばれますが、この**尾椎が骨結合してできているのが尾骨。**人間の最も重要な部位である脊椎の先端が折れるのですから、痛いはずです。

昭和の名レスラー、ジャイアント馬場選手は、抱えて持ち上げた相手の尻を膝の上に落とすアトミック・ドロップを得意技にしていました。掛けられた相手レスラーはリングの上でお尻を押さえて苦しんでいましたが、この技の和名は「尾てい骨割り」。尾てい骨は、尾骨の古い名称です。

尾骨はもともと、尻尾《しっぽ》だった骨の痕跡器官です。小さな骨が結合してできている尾骨の数は3〜6個で、人によってかなりの差があります。胎児の頃は、妊娠2か月くらいまで、全体の1/6ほどの長さの尾を持っています。このとき、9個の尾椎の原基がありますが、成長とともに下方からしだいに体に吸収されて、最終的には上方の3〜6個の尾椎だけが残ります。尾骨の数の個人差は、このときに現れるのです。

その形は小球か、やや長い骨片状になっていて、下部にいくにしたがって小さくなり、最下端は三角形状になっています。上端の両側には、上方に突き出す上関節突起《じょうかんせつとっき》の痕跡である尾骨角《びこつかく》があります。

尾骨と仙骨は、左右1対の寛骨《かんこつ》と関節して「骨盤《こつばん》」を構成します。骨盤は受け皿のような形で、腹部にある内臓器官を下側から受け止める作りになっています。

骨盤の形は、男女で大きく違っていて、中央にある孔は男性では三角形に近いのですが、女性では出産の際に胎児が通るため丸くなっています。

同じように、尾骨にも男女差があります。男性の尾骨は前方に曲がっていますが、女性は子供を産むため、邪魔にならないように真っ直ぐに伸びています。

「尻もち」や「出産後」などの衝撃や強い力が加わったときに、女性がケガをする割合が多いのは、直線的な尾骨が突き指のような状態になって、周囲のスジを痛めてしまいやすいから、という説もあります。

「隔世遺伝」で尻尾がよみがえる!?

まれに骨が入っていない、血管と筋肉と神経だけの尾を持つ赤ちゃんが生まれることがありますが、決して不思議なことではありません。これは、**何世代も前の先祖が持つ遺伝子が引き起こす「隔世遺伝《かくせいいでん》」と呼ばれる現象**で、俗に「先祖がえり」とも呼ばれます。遺伝子が誤作動して、かつてのサルだった形質を作り出してしまうのです。現在では、幼少期にそれを切除する場合がほとんどです。

人口の多いインドでは、隔世遺伝の発生する件数も多く、時折ニュースになります。

そんなインドでは、あえて尻尾を残すことが少なくありません。インド人は約8割近くがヒンドゥー教徒ですが、尻尾があっても、猿神ハヌマンの生まれ変わりとして、逆に切除しないという選択をすることがあるのです。場所が変われば、人間の尻尾も珍重されるわけですから、不思議なものです。

人間の先祖は「綱渡りが下手なサル」

人間は霊長類に属しますが、どうして尻尾を、尾骨だけの形に退化させたのでしょうか。その答えは、サルたちが暮らしていた生活環境にあるようです。

たとえば、尾の長いリスザルは、細いロープの上を滑らかに移動できます。そのとき、長い尾を左右に振りながら上手にバランスを取ったり、尻尾でロープにつかまったりします。

ところが尾のないサルは、上手くロープの上を移動することができません。ですから手と腕の力を使ってロープにぶら下がって渡っていきます。こうした綱渡りが下手

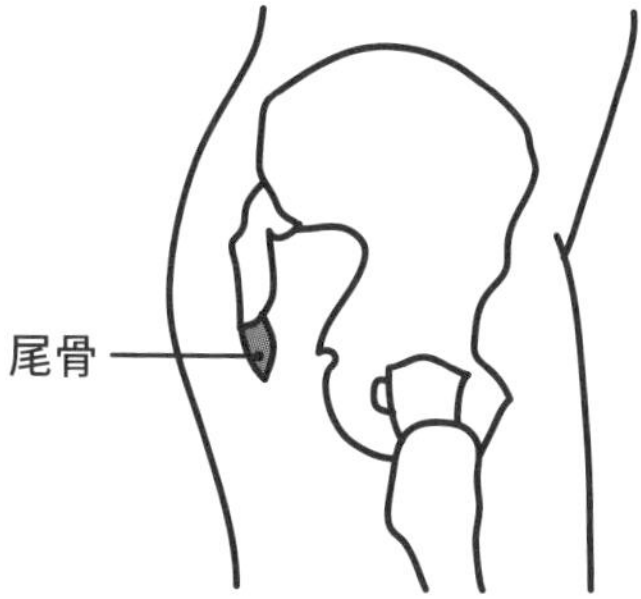
尾骨

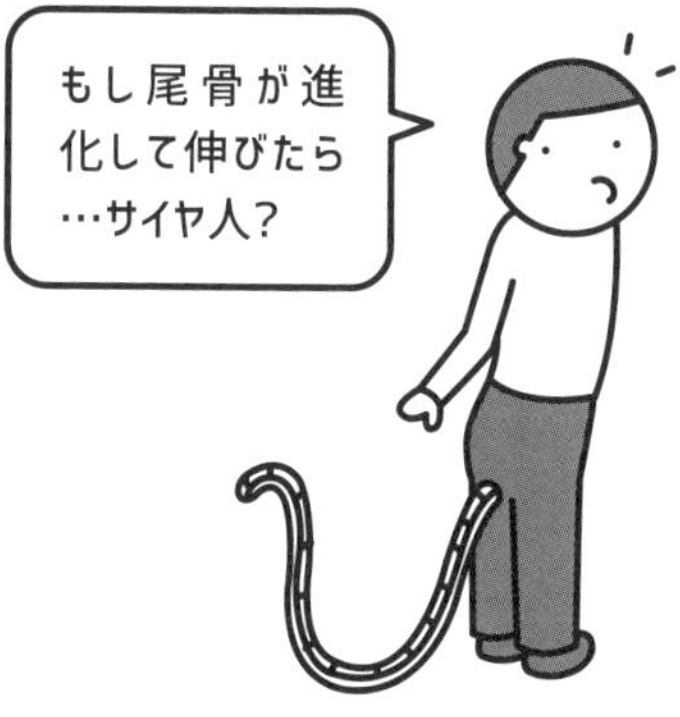
もし尾骨が進化して伸びたら…サイヤ人?

なサルは、樹上を広範囲に移動しないか、体が大きいかのどちらかの種類です。

やがて人間へと進化していったサルの系統が、綱渡りが下手な種類。地面に降りて二足歩行で草原を走り回る生活になったので、尻尾の必要性は完全になくなったと考えられています。

しかし、そうしたサルたちとの違いは、尻尾の有無だけではありません。

共通の先祖から枝分かれした人間とチンパンジーですが、両者の尾骨まわりの骨盤の形態は、人間の骨盤が横長であるのに対して、チンパンジーは縦長と大きく違っています。

この形状の進化には、直立二足歩行が深く関わり、頭頚部、肩甲帯、脊柱の位置や重さも関係しています。骨盤は上半身の加重ストレスを受け止める器官なので、生活環境、移動手段の差異による重心位置の変化が、形成の違いの要因にもなっています。

人間は、地上で二足歩行の生活になったため、骨盤は、縦方向に重力がかかる内臓の器の役割を担うようになりました。そのために横長になっていったのです。

一方、チンパンジーの縦長の骨盤は、長い腸骨で脊柱起立筋群を固定し、背側筋肉の力を最大限に発揮できる形になっています。

ちなみに**人間とチンパンジーの遺伝子のゲノムを比較すると、98％以上が相同**です。知能や体の大きさなど、両者はまったく違います。しかし、この2％足らずの差は、両者が祖先から枝分かれしたとき、受け継いできたゲノムがコピーを繰り返すうちに、わずかなミスが起きたことで生まれたのが理由で、両者はゲノム的にはほぼ一緒といえます。

健康や才能も含めて「遺伝子が決定する」という主張がありますが、人とチンパンジーの遺伝子の相同は、それを否定する強い事実といえるでしょう。

なぜ、鳥類は「尻尾」を捨てたのか？

尻尾のある種類から、なくなった種へと進化したほかの動物の尾骨の代表例では、鳥類がいます。

鳥は尻尾があるように見えますが、尾翼としてお尻に付いているのは長い羽毛で、その中に骨は入っていません。鳥類の尾骨は通常6個前後あり、末端の骨は「尾端骨《びたんこつ》」と呼ばれ、お尻のところで終わっているのです。

鳥類は、分類的には恐竜の獣脚類の一種。映画などで人気の肉食恐竜ティラノサウルスの仲間です。二足歩行の獣脚類は、体を地面と平行にして、脚を中心に頭と下半身でバランスを取るために長い尻尾を持っていました。

現在の鳥類の直接の先祖ではありませんが、約1億4600万年前～1億4100万年前の後期ジュラ紀に生息していた始祖鳥は、恐竜と鳥の両方の性質を持っています。

始祖鳥は、21個の尾椎骨で構成される長い尻尾を持っていました。ほかの獣脚類の特徴である、尾椎から下側に出ている、尾の左右の筋肉を仕切る骨「血道弓《けつどうきゅう》」も付いた立派な尻尾です。

初期の鳥類は、さまざまな進化のテストパターンを経て、やがて優れた飛行能力を手に入れます。

空を飛ぶためには、翼の前から1/3～1/4の位置に重心があると、飛行時、揚力が働く姿勢を保つエネルギーが少なくて済みます。諸説ありますが、**鳥は空を飛ぶために身体を軽くし、重心位置を前に持っていくために尾椎を退化させた**といわれています。飛行能力のために重い尾骨を捨て、尾翼の羽毛を獲得したのです。

「尾骨トラブル」に悩む現代人

さて、そんな退化したはずの尾骨ですが、現代人独特のトラブルを生む原因となっています。

デスクワークや自動車の運転などで、椅子に長時間座っていると、お尻の中央の一番下側の尾骨あたりが痛むことがあります。尾骨には骨盤の底を支えるための筋肉が付着しています。この痛みは、無意識のうちに背中を丸めたり、ふんぞり返ったような姿勢になって、その筋肉が疲労しているためと考えられています。

人間は、尾骨をなくした代わりに、腰や骨盤を起こした「正しい姿勢」を取る必要性が生まれたのです。

COLUMN
3

発達した器官
～こうして生き物の「眼」は進化した～

人間は、進化の過程でさまざまな器官を退化させる代わりに、それまでの生物、哺乳類とは違う部位を発達させてきました。その代表的な例が「脳」であることは間違いありません。そして、その**脳がコントロールする器官の中で、人間とほかの動物を大きく分けているのが「眼」です。**

まずは、いろいろな生物の眼の特徴を見てみましょう。

もともとジュラ紀や白亜紀に生息していた初期の哺乳類は、捕食者の恐竜から身を守るため、夜行性だったと考えられています。暗闇の中で生活するため、色覚は必要がありません。現生の多くの哺乳類が、色を見分ける能力が低く、同時に体色も地味な色なのは、かつての生活環境のためと推測されています。

現在の人間は、３色型色覚の「赤・緑・青」の光を網膜で認識しますが、ほかの動物は2色型色覚、4色型色覚など大きく異なっています。

たとえばネコは、2色型色覚で解像度も低いため、明るいところではぼやけていますが、暗闇では物の形まで鮮明に見ることができます。ほかの動物では、昆虫類のハチは3色型色覚です。ただし見えているのは、「黄・青・紫外線」。紫外線を認識することで、花の蜜を含んだ花びらの色や、異性を見分けられるのです。

鳥類は、ハチよりも色覚に優れ、「赤・緑・青・紫外線」の4色型色覚を持ちます。また、一部の猛禽類は人間の眼の2・5倍もの解像度を持っています。

また、爬虫類のガラガラヘビは、眼と口の間にある「ピット器官」で赤外線を感知し、眼から入った視覚情報と統合することで、獲物の位置を正確に把握しています。

海の中の軟体動物のコウイカの視覚は不思議です。体を変色させて仲間とコミュニケーションを取ったりするのですが、コウイカは色を見分ける能力がありません。その謎は、いまだに研究の対象になっているほどです。

こうしたバラエティーに富んだ生物の眼の元祖は、カンブリア爆発として知られる進化的大増殖の時期に現れます。初期の眼は、「眼点」と呼ばれる光に反応する光受容タンパク質で、周囲の明るさを感じることしかできませんでした。たとえばミドリムシは、鞭毛《べんもう》の付け根付近に位置する眼点を持ち、概日リズムを予測して光の方向へ移動し、光合成を行うのです。

やがて生物同士の間に、捕食者、被捕食者の関係が成立すると、眼は獲物を追うため、あるいは敵から逃げるための情報収集装置として複雑化していきます。

恐竜に追われた初期の哺乳類時代を経て、樹上生活に移行した初期の霊長類は、枝から枝に飛び移り、食料を集めるため、遠近感を見分ける良い視力が必要になり、頭骨の眼球を収める眼窩を発達させました。眼窩が形成されたことで、物を食べるときでも、眼球は顎を動かす咀嚼筋の動きの影響を受けなくなり、独立した動きができるようになりました。また、一部の霊長類は色覚も発達させ、発情期をフェロモンではなく、体色の変化でディスプレイするようにもなったのです。

人間の先祖は、進化の中で、さまざまな器官と連動させながら、現在の優れた眼を発達させてきたのです。

PART
3

ざんねんな筋肉

ZANNENNA 13

表情をコントロールする最も「人間らしい」器官

耳介筋〔じかいきん〕

〝聞き耳〟が立てられない人間たち

オフィスや家庭でのコソコソ話は、気になるものです。

その中に、ちょっとでも自分の名前が出てきたりすると、小声の内容を聞き取ってやろうと、ついつい聞き耳を立ててしまいます。

でも、このときに、本当に耳をピーンと立てられる人間はいません。ほかの哺乳類と違って、耳を動かす筋肉が退化しているからです。

耳を動かすのは、「耳介筋《じかいきん》」です。「動耳筋《どうじきん》」とも呼ばれ、耳の穴から外側の部分＝「耳介」を動かす筋肉です。

ネコやイヌなどの哺乳類は、この耳介筋を10～14種類も持っており、それらがよく発達しているので、獲物や外敵の音を聞き取るために、聞き耳を立てることができます。

人間の耳介筋は、頭部の筋肉のうち、顔面の皮膚にさまざまな表情を作る顔面筋《がんめんきん》に含まれ、筋肉の一方が皮膚で終わっている皮筋になっています。

耳介筋のうち、耳介周囲にある筋肉を「外耳介筋《がいじかいきん》」と総称します。

これらは①「後耳介筋《こうじかいきん》」、②「前耳介筋《ぜんじかいきん》」、③「上耳介筋《じょうじかいきん》」、④「側頭耳介筋《そくとうじかいきん》」の4つの筋肉で構成されていて、それぞれ働きが違います。耳介内部にも小さな筋がありますます。

①②③については「後」「前」「上」となっています。①後耳介筋は耳を後ろに、②前耳介筋は前に、③上耳介筋は上に上げます。④側頭耳介筋は外耳周囲の筋膜に続き、耳介を上げる作用をします。

通常の筋肉が強力な「腱」によって骨につながることで、強い力を生み出すのに対して、これらの筋肉は、端が皮膚とつながっているので、耳には力が伝わりにくいのです。加えて、動かすための神経も、筋肉を細かくコントロールできるほど発達していないので、耳を動かすことができません。

耳介筋は、耳ではなく、表情を作ることに特化した筋肉なのです。

「耳を動かす」こと、できますか？

でも、ときどき、耳を動かすことを特技にする人がいます。

もちろん耳自体を筋肉の作用で動かしているのではなく、こめかみから側頭部の皮下筋肉に力を入れ、周りの皮膚を動かすと、一緒に耳も引っ張られて動くという仕組み。この特技は、訓練によって、できるようになる人もいるそうです。

昭和の名優・勝新太郎は、映画『座頭市』で、盲目の居合抜きの達人を演じましたが、音に対して敏感な主人公を表現するために、数か月の練習の後、最初はピクリともしなかった耳を自由に動かせるようになったそうです。

一方で、練習なしに耳を動かせる人や、まれに片方ずつ動かせる人もいます。

フィギュアスケートの羽生結弦選手は、スケートの練習で勉強時間が少なかった学生時代、授業中に先生の話を聞き洩らさないように耳に力をぐっと入れたら、友達に「耳が動いているぞ」と驚かれ、自分の特技に気がついたとか。この本を読んでいるあなたも、もしかすると無意識のうちに耳を動かしているかもしれません。

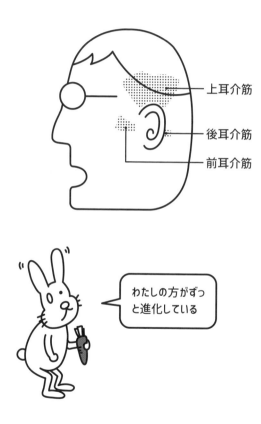

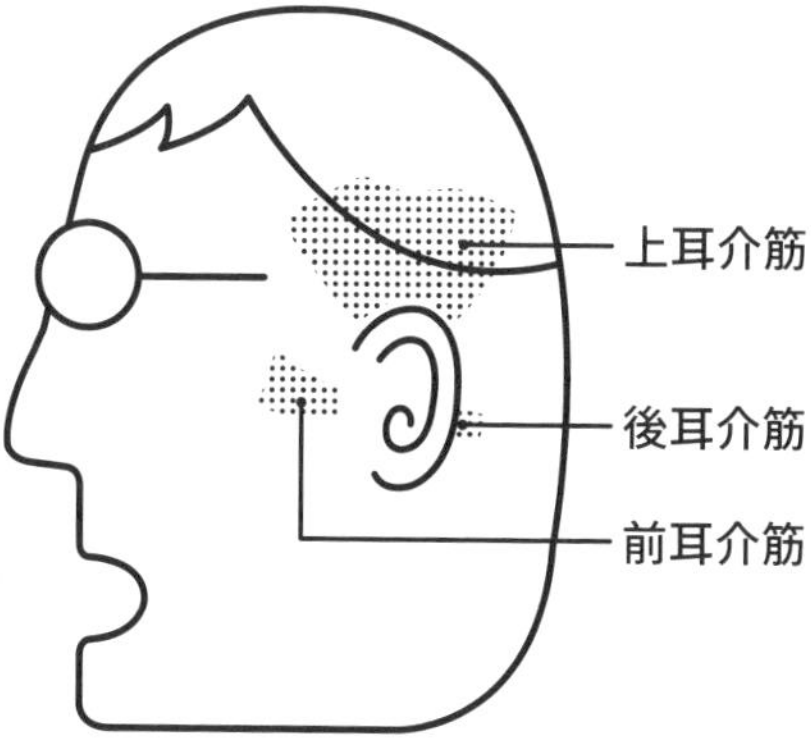
上耳介筋
後耳介筋
前耳介筋

わたしの方がずっと進化している

「無意味な器官」は、なぜ体に残り続けるのか

現在では退化してしまった耳介筋の存在を最初に指摘したのは、「進化論」でも有名なイギリスの進化論者チャールズ・ダーウィンでした。

ダーウィンは、1871年の著書『人間の由来』で、**痕跡器官は「変化しやすい代わりに、ほとんど生活に関係がないために、淘汰されにくい」**と指摘しました。

その一例として挙げた痕跡器官が耳介筋で、耳をさまざまな角度に動かせる人がいる一方、動かせない人もいるとし、人間の耳がバリエーションに富んでいることを記述しています。

1908年になると、眼球を左や右に動かすと、外耳または耳介筋も、同時に動くことが発見されました。眼球が動くと、反射神経によって同じ方向へ耳を動かそうと筋肉が動くのです。

また横方向から音がすると、筋肉内で微弱な電流が流れることが計測されました。目を動かす外転神経と、耳介筋を支配する顔面神経の間に、まだ神経連絡が残ってい

るからです。これは目と耳が、連動して情報を収集する器官であることを示しています。動物時代には、よく動いていた証拠といえるでしょう。

2015年のミズーリ大学のスティーヴィン・ハックリー准教授の研究によると、人間の耳介筋が退化したのは、3000万年以上前の、サルが人間へと進化する過程だったそうです。この時代に、人間の聴覚器官には大きな変化が現れ、耳の大きさが小さくなり、関連する筋肉組織も退化していきました。

ネコの耳は、まるでパラボラ・アンテナ

同じように人間の近縁種のチンパンジーやオランウータンなども、あまり耳を動かせません。

耳介筋より表情を動かす顔面筋の方が発達した背景には、**喜怒哀楽の感情表現の確立**がありました。人間の脳は、ほかの哺乳類よりも、はっきりと表れてきた細かい感情に基づき、顔面筋をコントロールする神経回路を発展させたのです。

集団で社会を形成する人間にとっては、生活環境内の音に敏感に反応するのではなく、さまざまな感情とともにその音を分析し、仲間に表情などを使って情報を伝達する方が、生き残り戦略として重要だったということです。

一方、霊長類以外の哺乳類では、大きな社会を形成して暮らしている種が少ないので、一匹一匹が耳から得る音の情報の方が大事でした。ですから、寝ていても物音に敏感です。

ネコの睡眠時間は、平均約16時間といわれていますが、そのうち12時間は浅い眠りである「レム睡眠」です。レム睡眠時は、体は眠っているのに脳は活発に活動している状態で、耳介はクルクル、物音のする方向に向かって情報を収集し、気になる音がすれば、すぐ飛び起きて行動できるようになっています。

これはイヌの場合も同じです。ただし耳介筋は顔面筋の一つですから、ネコやイヌも、怒ったり、警戒したりすると、険しい表情を作る筋肉と連動して、耳がペタンと後方に寝て、激しい感情を表すのです。

また耳介を倒すのは、攻撃に入ったとき、敵や獲物にそこを噛みつかれてケガを負わないための防御態勢でもあります。**このように哺乳類は、感情や表情、耳の動きなどが、すべて連動しているのです。**

ネコは、まるでレーダーのパラボラ・アンテナのように耳を左右別々に動かすことができます。これは真っ暗な環境で、待ち伏せ型の狩りをする場合に、聴覚能力を最大限に活かし、効率的に集音するための機能です。

京都大学心理学部が2016年に行った研究では、ネコは、音だけを頼りに見えない物体の存在を予測する能力に長けていて、サル類よりも優れているとの結果が報告されました。

またイヌやネコは、高周波の音を聞き取る能力が高いことが分かっています。これも、獲物である小動物の鳴き声が、高い音域の高周波の音だからだと考えられています。

同じように小動物を狩る鳥類のフクロウは、耳介を持たないため、その代わりに首を動かして方向を確認します。わずかに聞こえてくる音を、耳のある位置や角度をずらして聞き取ることで、左右の鼓膜に伝わるわずかな時差を検知し、音源である獲物の正確な位置を特定するのです。フクロウの中には、最初から、耳がずれてついている種類もいます。音を聞き取るのは、野生動物にとって、非常に重要な能力なのです。

耳介筋は、人間にとっては退化して失った器官ですが、研究対象としては、非常に有意義な痕跡器官です。耳介筋を含む表情筋は、感情や表情といった大脳の働きと大きく関係していますから、最も人間らしい機能の進化の過程を研究する材料になるからです。

また、機能していない運動器系を調べることで、神経の発達や遺伝子的要因を解き明かすことができるかもしれません。これらの研究が、いつか聴覚障害治療の研究に貢献する可能性もあるのです。

そのうち、思わず聞き耳を立てたくなる成果が発表されるかもしれません。

ZANNENNA 14

腕の動きをサポートする"地味にすごい"筋肉

鎖骨下筋〔さこつかきん〕

見た目は"ちゃち"だけれど……

人間の鎖骨を外側へたどっていくと肩先までつながっています。私たちの腕は、胸骨《きょうこつ》と肩甲骨《けんこうこつ》を連結する鎖骨を介して、胴体に連結されているのです。

この鎖骨は頭蓋骨とともに、真獣類《しんじゅうるい》の体の骨では、体壁の外側につくられる唯一の膜性骨《まくせいこつ》です。その鎖骨の下に張り付いているのが**「鎖骨下筋《さこつかきん》」**。人間の鎖骨下筋は、ほかの霊長類と比べてとても小さく、萎縮しています。

見た目はちゃちな筋肉ですが、鎖骨と胸骨柄《きょうこつへい》の関節で胸鎖関節を安定させ、鎖骨を前方、下方に引き、肩甲骨の動きをスムーズにする働きがあり、**腕をいろいろな方向へ動かすサポート役を果たしている**のです。

腕を横から大きく外に広げて耳の横まで挙げる場合、肩関節だけではなく、肩甲骨が上方に回旋します。その肩甲骨の動きの最初の30度は、鎖骨が挙上することでまかなわれています。

そもそも鎖骨は、樹上性の動物か手を使う動物、すなわち、人間をはじめとした霊長類やマウスやリスなどの小型げっ歯動物でしか発達していません。鎖骨のおかげで、それらの動物は上腕をさまざまな方向に回転させる範囲が広く保たれて、木登りや物に抱きつく動作ができるようになっているのです。

鎖骨下筋の重要性は、動きの面だけではありません。

鎖骨下筋をコントロールする鎖骨下筋神経には、横隔神経《おうかくしんけい》がつながっていて、呼吸の補助筋として機能しているのです。そのため呼吸器疾患などの影響を受けると、異常な筋収縮状態である「筋スパズム」という疾患を起こしたりもします。

また、肩周辺の靭帯《じんたい》にもつながっているので、筋スパズムが起きると、悪影響が靭帯系にも波及する場合があります。鎖骨下筋は目には見えない位置にありますが、大事な筋肉でもあるのです。

鎖骨のすごい〝衝撃吸収〟機能

人間においては、この小さな筋肉は特にスポーツなどで活躍しますが、それが動かす鎖骨自体はかなり折れやすい部位です。

ラグビーやアメリカンフットボールといった球技や、柔道やレスリング、相撲などの格闘技で鎖骨を骨折した、あるいは骨折の場面を見たという方は多いのではないでしょうか。鎖骨骨折は、コンタクトスポーツや交通事故などによって肩や腕に衝撃を受けて発生するケースが多い疾患で、大人の骨折原因の2〜4％、肩関節周辺骨折の35％という報告があるほどです。

これは、鎖骨が衝撃のエネルギーを吸収して、胸郭内部の内臓を保護する機能を持っているから。一部の自動車が、衝突したときに運転者を保護するため、衝撃を吸収させるように車体が潰れやすく設計されているのと同じ理屈です。ちなみに自動車の3点式、4点式のシートベルトは、鎖骨の上にベルト部分をかけますが、これも骨折による衝撃吸収を計算してのことです。

四足動物では、前肢の基部となる骨格の「皮骨性肩帯《ひこっせいけんたい》」が全般的に退化傾向にあるので、**発達した鎖骨は霊長類の特徴**といえるでしょう。

オフショルダーや襟ぐりの大きく開いた服を着た時に、やせ型で、くっきりと鎖骨が目立つ女性は「鎖骨美人」などと呼ばれます。これは人間らしさを誇示した体型ではありますが、ある意味、折れやすい鎖骨の無防備さを強調して、相手の保護本能に訴えかけるスタイルなのかもしれません。

爬虫類を見ても分かる通り、元々の陸生動物の体肢は、体の横から出ていました。これが哺乳類になって下方型へ転換したのは、足の接地点を重心に近づけるためです。その結果、肘は後ろに、膝は前に回転することになりました。

やがて哺乳類の中に走行性の種が登場すると、自在に動く前肢の肩甲骨が、鎖骨の退化を促します。四足動物は地面を走る場合、後肢で地面を蹴って前脚で着地します。

そのとき、胴体と前脚が、鎖骨を介して関節で連結されると、着地の衝撃が脊椎や頭に加わります。この衝撃を防ぐため、四足動物は前肢自体が胸郭表面をすべるように上下し、衝撃を吸収するのです。半面、前肢の可動範囲は狭く、外側に広げたり、

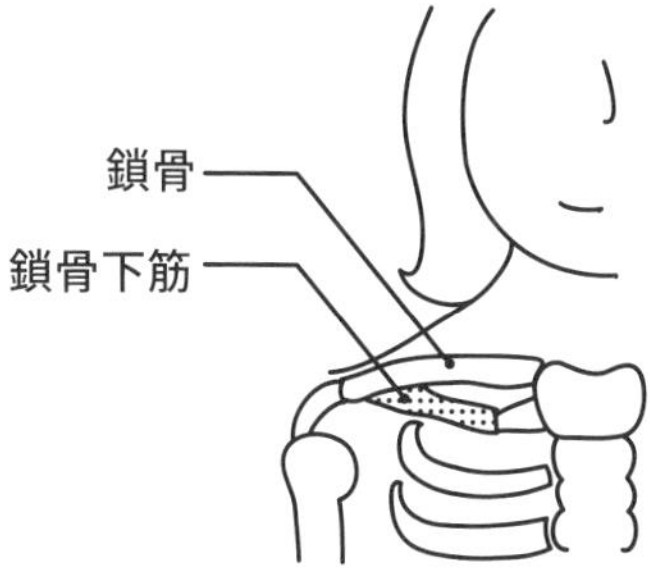
鎖骨
鎖骨下筋

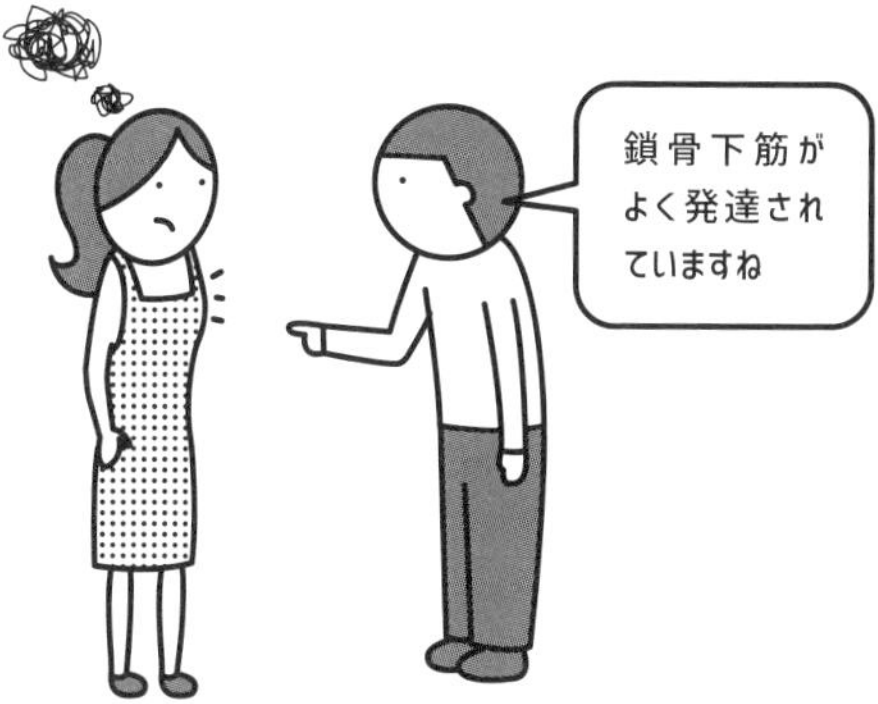
鎖骨下筋がよく発達されていますね

何かを抱きしめたりする動きができなくなりました。

鎖骨を進化させた動物もいる……？

前肢の複雑な動きを必要としないゾウやイヌ、ブタなどは鎖骨が退化しています。では、そうした動物の鎖骨下筋も退化しているのでしょうか。

信州大学農学部の研究では、ヤギの鎖骨下筋はよく発達しているとの報告があります。たしかにヤギは、高いところに登るのが得意な動物です。しかし、ヤギの鎖骨下筋は、霊長類とは違って、胸骨と上腕頭筋《じょうわんとうきん》という筋肉に付着しています。つまり「鎖骨下」は、あくまで解剖学的な位置を示しているにすぎないのです。

木登りが上手なネコは、レントゲン写真を撮ると、首の根本あたりに鎖骨が映ることがありますが、筋肉の間に痕跡が存在するだけで機能していません。ネコの場合、高いところに登ったり、狩りで前肢を使うので、首元から前肢に延びる「鎖骨上腕筋」が発達しています。ネコが鎖骨を退化させた理由の一つに、生活の中で狭い隙間を通る必要があり、肩幅を狭くする必要があったという説もあります。

反対に、鎖骨を非常に進化させた動物もいます。鳥類は、鎖骨が左右で分かれておらず、間鎖骨《かんさこつ》を介して真ん中でくっついたV字形構造をしています。ですから、鳥の鎖骨は、「叉骨《さこつ》」と呼ばれます。西洋では、鳥肉を食べた後に残る叉骨を引っぱり合い、大きいほうの破片を取った者の願いがかなえられるとの言い伝えから「ウィッシュボーン」とも呼ばれます。

叉骨は、鳥が羽ばたくときに、U字形の叉骨がばねのような働きをします。まさに飛ぶために進化したような骨ですが、叉骨は恐竜も持っていました。しかし、恐竜の叉骨は機能が不明で、おそらく鳥に至るまでに、進化の中で突然変異的に生じたものかとする考えもあります。

一方、樹上性哺乳類では前肢が自由に動くようになり、新たな機能を獲得し、鎖骨が発達するようになりました。しっかりとした鎖骨は、霊長類の特徴の一つです。複雑で、自由度の高い腕の動きを可能にする肩関節に関わる鎖骨は、長いほど、可動範囲が広いといってよいでしょう。類人猿や人間は鎖骨が発達していますが、特に、樹上生活をしているテナガザル類やオランウータンは長い鎖骨を持っています。**やがて地上に降りて直立した人間の鎖骨は、背中の一番表層にある僧帽筋《そうぼうきん》とともに腕を支えるように機能を転換させました。**

二足歩行で歩く場合、人間は腕を振ります。前後への振り子のような動作で、歩行時の重心の横方向へのブレを減少させ、体幹の安定性を保つためです。このときの腕の重さや長さのバランスは、安定した歩行を実現するために重要です。

そのため、人間の鎖骨の大きさや腕の筋肉の重量は、こうした人間独自の二足歩行と連動して決定されたとする説もあるのです。鎖骨と鎖骨周辺の筋肉は、人類の進化において、大事な役割を果たしたのかもしれません。

進化した「脳」と退化した「鎖骨」

人間は、二足歩行を実現したおかげで、手で細かい作業をすることが可能になり、脳を発達させました。人間が生みだした道具は、狩りや採集、農耕をより効率的に導きます。ところが時代によって生活が変化してくると、体の使い方はどんどん変わっていきました。

現代人は、子供時代に活発に体を動かし、腕もあらゆる方向へ動かします。遊びや運動で何かにぶら下がったり、物を持ち上げたり、自然と鎖骨周辺の筋肉の柔軟性が確保されていきます。

しかし大人になっていくと、腕を大きく動かす場面がなくなり、動かす方向も決まってしまいます。当然、鎖骨周辺の筋肉も衰え、硬くなったりするわけです。

もちろん、木から降り、二足歩行に転化した人間は、この先、鎖骨下筋などを発達させる必要はないでしょうが、これらの筋肉の柔軟性は大事です。急に重いものを持ったり、久々に体を動かしたりすると、「負担過多・疲労」で鎖骨周辺に痛みが引き起こされる場合があります。首の前側面から鎖骨周囲にかけては、血管やリンパ管、神経などが通っているので、ほかの疾病につながる可能性もあります。

鎖骨下筋は、現代の人間の生活スタイルではそれほど必要でないとされる見方もありますが、本当のところは、このように大切な役目を担っている部位だったのです。

ZANNENNA 15

不要なくせにすぐ筋肉痛になる"ヤワな筋肉"

長掌筋〔ちょうしょうきん〕

かつては手首の動きを支えていた……？

腕の内側に手のひらを傾け、親指と小指をくっつけてみてください。すると、手首中央に、真っすぐな細い筋が浮かび上がりませんか。これが「長掌筋《ちょうしょうきん》」です。

長掌筋は、手の第2〜第5指の関節の屈曲、手関節の掌屈を行う「深指屈筋《しんしくっきん》」の仲間。ボールをつかむ指の動作などは、長掌筋と深指屈筋で行われます。長掌筋は、主に手首の動きを支えるために使われていました。

ところが、この長掌筋を持たない人もいるのです。

すると、ボールは拾えないの？　と思うかもしれませんが、そんなことはありません。じつは、**長掌筋は、現在は使われなくなって退化した筋肉で、動作は同じ腕の内側で、肘から続いている「橈側手根屈筋《とうそくしゅこんくっきん》」などが代わりに働いてくれてい**

るのです。

長掌筋は不要とはいえ、手掌の腱膜を介して指とつながっているので、人差し指、中指などを過度に上下運動させると筋肉痛になるという、〝ヤワな筋肉〟でもあるのです。

1953年に行われた「日本人長掌筋の研究」の報告では、両手あるいは左右どちらかの長掌筋がない男子は合計5・5%、女子は合計9・5%も存在しました。

女子に長掌筋が欠損した人が多いのは、女性はもともと筋の発達が弱いからではないかと推測されています。また両親に長掌筋がないと、その子供たちにもほとんどなかったそうです。

同研究で示された世界的調査の人種別の結果では、アメリカの黒人2・5%、中国人2・8%、日本人5・5%の順で長掌筋がない一方、欧米人は19%〜29%という高い割合を示しています。両親のどちらかが縮毛だと子供も縮毛になる——このような形質は、顕性遺伝と呼ばれますが、長掌筋の退化は、顕性の遺伝形質であろうと結論付けられています。

「移植手術」で重宝される長掌筋

不必要な筋肉と思われている長掌筋ですが、近年、スポーツ界で注目を浴びるようになりました。損傷が見つかった野球選手の肘靭帯の再建手術「トミー・ジョン手術」に利用されるためです。手術の名称は、1974年に初めてこの手術を受けたトミー・ジョン投手にちなんでいます。

この手術では、長年の酷使でダメージを受け、断裂に至った投手の靭帯を切除し、長掌筋腱などの正常な腱の一部を摘出して移植します。

これまで多くの名選手が手術を受けてきましたが、術後には長期にわたるリハビリを行う必要があります。最近では、成功率も飛躍的に上がり、多くの選手が復帰を果たしています。世界中から注目を集めている野球の大谷翔平選手が、右肘を痛めた際にこの手術を受けたことは、記憶に新しいでしょう。

長掌筋腱は、鼻尖部の整形や上顎腫瘍摘出後の欠損部の形成術にも応用されているので、医療応用は珍しいものではなくなっています。**いらないはずの器官が、とても**

役に立つ移植用器官になっているのです。

アザラシのすごすぎる〝運動機能〟のひみつ

長掌筋は、もちろん人間だけではなく霊長類も持っています。元々は木の枝をつかむ場合に手首を支える筋肉でしたので、キツネザルやテナガザル、オランウータンには発達した長い長掌筋があります。

逆に樹上で生活していないゴリラは85％、あまり木に登らなくなったチンパンジーは5％が長掌筋を失っています。

2014年に科学誌に発表された研究では、長掌筋腱の平均の長さは、キツネザルが5㎝、新世界ザルが3㎝、旧世界ザルが2・2㎝、チンパンジーなどの類人猿が1・9㎝、人間は2・8㎝と報告しています。

樹上からは離れた人間ですが、人間が物につかまるという本能は根強く、生後6か月くらいまでの赤ちゃんは、**手のひらに置かれたものをつかもうとする「手掌把握反《しゅしょうはあくはん》**

射行動《しゃこうどう》」を取ることが知られています。この行動では、赤ちゃんが意識せずに自重を支えて、棒にぶら下がることができます（危険なので実験は絶対にしないでください！）。

ただし、握力と長掌筋は無関係です。

成人男性の利き腕の平均的な握力50kgと比べると、ゴリラはその10倍、チンパンジーは6倍もあります。強い握力は長掌筋ではなく、深指屈筋全体が生み出しているのです。

ゴリラの握力のギネス記録はなんと600kg（！）ですが、ほかの哺乳類はどうでしょうか。長掌筋は、指や手首をコントロールする筋肉ですから、基本的に前脚で複雑な行動を取らない動物には存在していません。ウシ、ウマ、ブタなどは、長掌筋を持っていないのです。

ところが面白いことに、海生哺乳類のゼニガタアザラシは長掌筋を持っています。

帯広畜産大学による鰭《き》脚類《きゃくるい》の骨格の可動範囲の研究では、ゼニガタアザラシが長掌筋だけでなく、「第五指外転筋《だいごしがいてんきん》」や「長第一指外転筋《ちょうだいいっしがいてんきん》」といった指を動かす筋肉も発

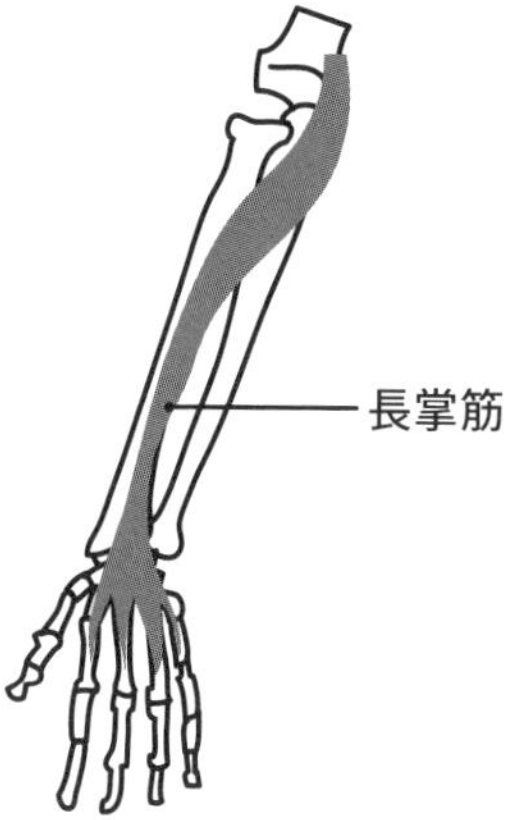
長掌筋

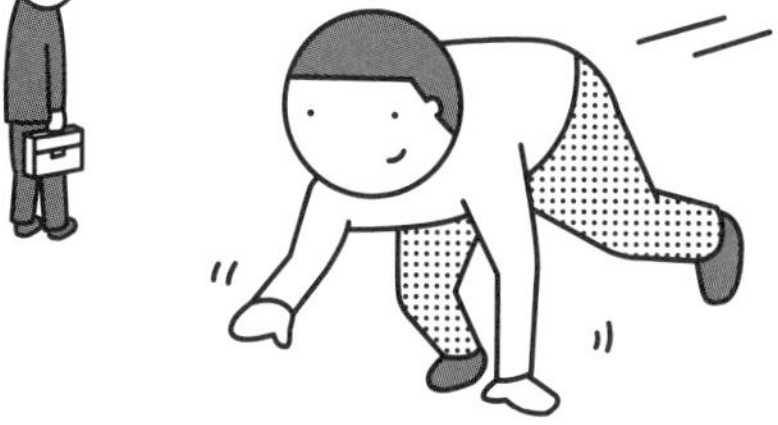
四足歩行が得意な
人は長掌筋が発達し
ています

達させていることが報告されました。水中や陸上での多様な運動機能を発揮するために、腕の多くの筋が必要とされた結果だと推測しています。

たしかにアザラシは水中で遊泳するとき、クルクルと方向転換をしてアクロバットのような動きをします。遊泳スピードで大きく勝るはずの天敵のサメ類が、なかなかアザラシを捕まえられないのは、この機動性が理由です。追跡する最中、急な方向転換を繰り返されると直線的な遊泳しかできないサメは、アザラシにまったく追い付けないのです。

水中での驚くような高機動性は、長掌筋などの筋肉が、ヒレの微妙な角度を作り出すことで実現しています。ですからサメは、海中の深みからアザラシの死角を突いて襲う作戦を取るしかないのです。

では、手を器用に使うネコはどうでしょう。

ネコは前脚を使ってネズミや昆虫を捕らえたり、木登りも得意ですが、長掌筋を持っていない動物です。人間は長掌筋の代わりに、ほかの筋肉を発達させて代用していますが、ネコも同じように、深指屈筋を使って爪を出し入れし、物や獲物に引っ掛けているのです。

ただ、ほかの哺乳類と比べて前脚が柔軟なので、まるで人間のように手を使っているように見えるわけです。生活環境に対応して、よく動く前脚が必要だったネコは、柔軟な筋肉や関節を発達させてきたのです。

ネコがリラックスしたときに、手首を折り曲げて座る「香箱座り《こうばこずわ》」は、こうした前脚を動かすためのさまざまな筋肉や関節を総動員して行う、複雑な動作です。

長掌筋が勝敗を左右するスポーツとは？

多くの人間にとって不必要になった長掌筋ですが、これを最大限に利用しなければならない競技もあります。その代表的なものが、2020年大会からオリンピックの正式種目となった「スポーツクライミング」です。

スポーツクライミングには、「ボルダリング」「リード」「スピード」の3つの種目があります。いずれも「ホールド」と呼ばれる突起物をつかんで、人工的に作られた壁を登り、「突起物をいくつ登ったか」「どこまで登れるか」「どれほど速く登れるか」を競う競技です。

選手たちがこの競技に使うのは前腕屈筋群なのですが、わずかに突き出たホールドに指を引っ掛け、柔軟な手首の回転を使って体を引き上げるために、長掌筋の重要性が説かれています。

実際、選手のトレーニング方法を見ると、前腕屈筋群の鍛錬は欠かせません。スポーツクライミングの競技人口は増加傾向ですが、この競技の選手の中から、将来、長掌筋を発達させた人間が現れるかもしれません。

ZANNENNA 16

自分の意志では"制御不能"な痕跡器官

立毛筋〔りつもうきん〕

「鳥肌」の正体

鳥肌は、寒さに反応して皮膚の毛穴が強く閉じられ、鳥の羽毛をむしった跡のように細かいプツプツができる現象です。内臓と血管の運動をつかさどる筋肉「平滑筋《へいかつきん》」のひとつ**「立毛筋《りつもうきん》」が、毛を垂直に立てようとして、毛穴を引き締めることで起こるのが鳥肌です。**

立毛筋は体毛の根っこの「外毛根鞘《がいもうこんしょう》」と、皮膚の2番目の層「真皮上層《しんぴじょうそう》」との間にあり、毛根に対して傾斜してついているため、収縮するとその先の毛が引っ張られ、垂直方向に立ちます。

また立毛筋と毛根の間には、脂分を分泌する脂腺があり、筋が収縮すると脂は毛穴に押し出されます。周囲の毛孔部が隆起するとともに、脂によって毛穴をふさぐことで、冷たい外気を和らげているのです。
こうした水分の蒸発を伴わずに、体温を制御する反応を「非蒸散性熱放散」と呼びます。

しかし鳥肌が立つことで、人間は本当に寒さを防げているのでしょうか。いくらなんでも、その答えはノーです。

立毛筋は、人間の祖先が、まだ獣のように体毛をまとっていた時代の名残。体毛を持つ哺乳類や鳥類は、体中の毛を逆立て、その間に空気を取り入れて体を保温するのですが、毛が細くなってしまった人間にとって、立毛筋はほとんど役に立っていない痕跡器官になっているのです。

鳥肌が立ったから長袖を着ようという判断材料や、「鳥肌が立った」「肌に粟《あわ》を生じる」という国語的表現の題材として活用されているのが、役割といえば役割でしょう。

立毛筋は太さ50～２００㎛で、**アドレナリンが引き起こす、自分の意思ではコントロールできない「不《ふ》随《ずい》意《い》筋《きん》」**です。

夏に怪談話を聞いてゾ～ッとしたり、感動する音楽を聴いて、ゾクゾクした経験を

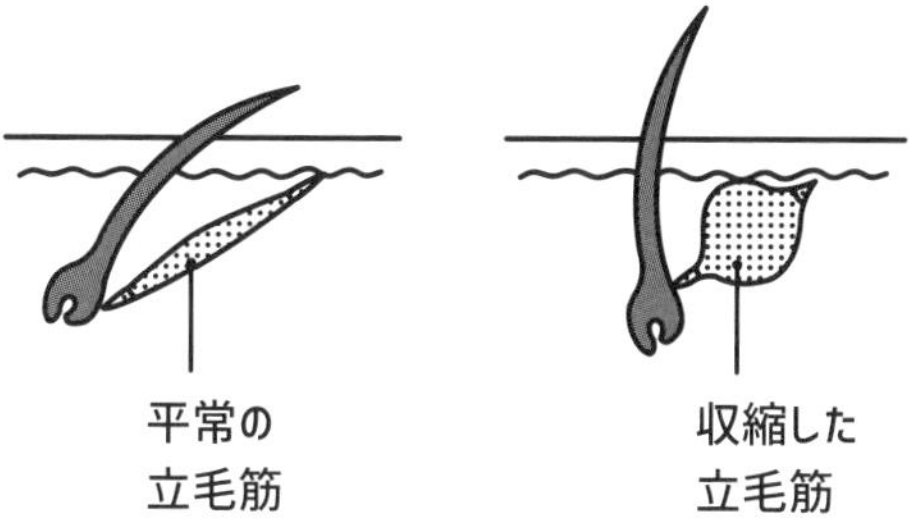
平常の
立毛筋
収縮した
立毛筋

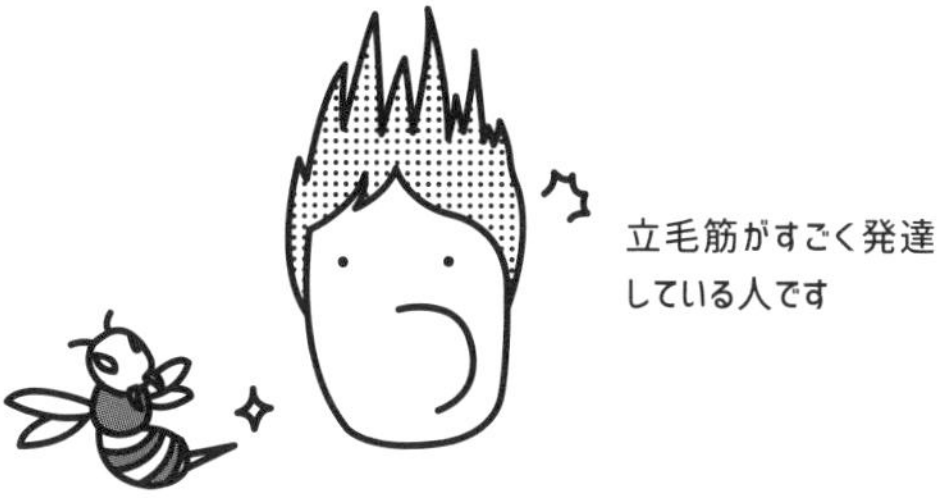
立毛筋がすごく発達
している人です

したことはありませんか。これは興奮や緊張のストレスが交感神経を刺激することでアドレナリンが分泌され、鳥肌が立つのです。情動的にプラスの刺激でも、交感神経は刺激されます。

アドレナリンは「闘争か逃走のホルモン」と呼ばれますが、敵に対しての威嚇や怒りを表すときにも、鳥肌が立ちます。

怒りのあまり髪の毛が逆立つという、「怒髪天《どはってん》を衝《つ》く」の故事成語も、立毛筋の作用でしょう。古代中国の戦国時代、弱小国・趙《ちょう》の国の藺相如《りんしょうじょ》が、素晴らしい宝玉をだまし取ろうとした覇権国家・秦《しん》の王に激怒した出来事が由来とされますが、たしかに、そんなパワハラは、頭にきて毛が逆立ちそうな話です。

また風邪などの体温上昇時に悪寒を感じてゾクゾクして、鳥肌が生じることもあります。この原因も交感神経なのですが、立毛筋が一種の誤作動を引き起こしているわけです。

ネコの感情は、「ヒゲ」を見ればわかる!?

立毛筋の働きとして、誰でも見知っているのが、動物の行動でしょう。たとえば豊富な体毛を持つ動物は、敵と対峙すると毛を逆立てます。毛を立てて、相手よりも体を大きく見せて威嚇するのです。

自分の縄張りに侵入してきた敵に対して、ネコが背中を丸めるほど背伸びをして、全身の毛をブワッと立てている光景は、ご存じでしょう。その迫力は、人間でもビビッてしまうほどです。

ネコは、威嚇以外にも立毛筋を活用しています。**周囲の情報を触覚や空気の流れから読み取るヒゲ**です。

ヒゲは通常の体毛と区別して、「触毛」「洞毛」などと呼ばれます。このヒゲの根本にも立毛筋があり、可動できるようにしているのです。もちろんネコ自身で好き勝手には動かすことはできませんが、ネコの感情を反映してしまうので、ヒゲの様子を見ると、そのときの気分を知ることができます。

ネコのヒゲはアンテナの役目を果たしているので、歩いているときは広い範囲を感知するためにヒゲを外側に広げます。休んでいるときは、たたむように後ろに向けます。知り合いのネコ同士が挨拶をするときは、立毛筋の緊張が解けて、だらんと寝た状態になります。

このヒゲは全身のところどころに生えています。最も発達しているのが、顔の鼻の横に生えているヒゲ。ほかに眼の上、目の横の頬、下顎にもあります。ちなみに、同じ顔の毛でも、人間の鼻毛、眉毛、まつげ、顔面のうぶ毛の一部などには立毛筋はありません。

前肢の手根部にも3～4本のヒゲがあります。狭い場所を通ることの多いネコにとって、このヒゲは特に敏感です。脚で獲物を捕獲するのは、ネコ科動物の特徴でもあり、獲物の微妙な動きを感じたり、とどめを刺したりします。

どれくらい微細な動きをヒゲが読み取るかといえば、重さではおよそ2㎎、わずか5Å（オングストローム。5Å＝0・0000005㎝）の動きがあれば、察知できるそうです。夜目が効き、嗅覚にも優れ、全身に空気の振動をキャッチするヒゲレーダーを備えていれば、夜間の狩りも万全というわけです。こうした能力は、人間よりもはるかに進んでいるといえるでしょう。

威嚇・保温・メスへのアピールなどにも……

同じ肉食獣のイヌは、ネコほど目立ちはしませんが、やはり威嚇のときには毛を逆立たせて敵を脅かします。

イヌは、脂腺からは脂を、汗腺の一つ「アポクリン腺」からは臭いもととなる有機物を分泌させています。よく「犬臭い」といわれる獣臭は、アポクリン腺によるもので、社会的、あるいは性的な個体間の関係を取り結ぶフェロモンとして機能しています。

このアポクリン腺の分泌も、立毛筋の動きに関係しています。人間にもアポクリン腺がありますが、体毛とともに退化し、脇などに残るのみです。

霊長類であるニホンザルは、立毛筋を使って相手を威嚇するだけでなく、寒冷地に住んでいるので、体の毛を逆立てて空気を溜めて保温面でも活用しています。

ほかにも、ニホンザルは学習能力が高いので、仲間同士で体を寄せ合って保温性を高めたり、露天風呂に入ったりもします。

寒冷期にはマイナス10℃以下になる長野県地獄谷のニホンザルを見ると、「湯冷めはしないのかなぁ」とも思いますが、体毛に脂分が多いので、体を震わせると水気はすぐに切れるようです。この脂分も、立毛筋に関連する脂腺の働きによるものです。

哺乳類以外では、サルと同じように立毛筋を体温の保温に使っているのが鳥類。鳥類も哺乳類と同様に、立毛筋と自律神経、そして暑さ寒さを感じる知覚神経を発達させています。

加えて鳥は、体温の保温だけでなく、繁殖期に羽毛を逆立たせることによって、メスへのアピールのためのディスプレイに立毛筋を使っています。

立毛筋で「薄毛悩み」が解決する……？

人間の場合、機能的にはほとんど役に立たない立毛筋ですが、その存在が特に重要視される場合があります。

それは、薄毛の悩み解決のときです。

人間は加齢によって頭髪が抜けますが、立毛筋の働きも弱くなって、毛が寝てしまい、ボリュームがなくなってしまいます。ですからブラッシングや指による頭皮マッサージで凝った筋肉や頭皮をほぐしたり、冷水の洗髪で刺激を与えて立毛筋を刺激したりします。

いつも緊張状態でストレスが溜まると、皮脂も多量に分泌されてしまうので、毛穴に皮脂汚れが詰まり、頭皮環境の悪化につながります。**頭皮を柔らかくすることは立毛筋の活性化だけではなく、毛細血管を拡張して、毛根に栄養を行き渡らせる効果もあります。**

人間の立毛筋は、たとえ寒くなっても増えることはありませんが、健康や高齢時の薄毛のことを考えると、特に頭部の立毛筋は大事にしたいものです。

ZANNENNA 17

もはや「足の底」と関係ないインナーマッスル

足底筋〔そくていきん〕

いかにも「足の裏」にありそうだけど――

長時間の立ち仕事をしていると、ふくらはぎのあたりがパンパンに張ってしまうことがあります。ずっと立っていると、ふくらはぎにある腓腹筋《ひふくきん》、ヒラメ筋などに疲労が蓄積して、痛みが生じてしまうのです。

膝から下のいわゆるふくらはぎ、「下腿三頭筋《かたいさんとうきん》」は腓腹筋、ヒラメ筋でできています。無重力空間の宇宙ステーションに宇宙飛行士が長期間滞在すると機能低下が進む筋肉で、そのことからも、体重や運動での加重を支えるのに重要な部位であることが分かります。

ふくらはぎにある筋肉は、足関節の底屈、膝関節の屈曲に使われ、つま先立ちやランニング、ジャンプなどの運動をするときに大きな役割を果たします。

その腓腹筋とヒラメ筋の間の奥にあり、結合組織に囲まれている細い筋肉が**「足底筋《そくていきん》」**です。名前からすると足の裏にでもありそうですが、実際にはふくらはぎの内側にあるインナーマッスルです。膝関節の外側あたりから起こり、アキレス腱内側縁へと続く、細く長い筋肉です。

ただし足底筋が欠如していたり、アキレス腱に合流せず、腓腹筋と癒合したりしている人もいます。つまり、**欠如していても機能的にまったく問題がない痕跡器官**なのです。

足底筋の退化の割合は、人種や国籍によって違います。1960年代の調査では日本人で足底筋の欠損率は10%、黒人で5・3%、ヨーロッパ人で7・1%、中国人で9・8%という報告がありました。

足底筋は、英語では「plantaris muscle」と書きますが、これはラテン語の「plantaris(足底)」に由来します。

足の底にないのに、足底と名付けられる理由は、なかなか面白いもの。霊長類には足の裏に「足底腱膜《そくていけんまく》」が見られます。足底腱膜は、踵の出っ張りである「踵骨《しょうこつ》」から、足の指の底側まで拡がる線維膜組織で、足の裏にできるアーチを支えています。つま先立ちなどをするときに、アキレス腱の張力を足底に伝える機能を持っています。

足底筋の腱は、かつてはこの足底腱膜まで、アキレス腱を介してつながっていたので、「足底」と名付けられているのです。

ただし、前述したように、今では足底筋や足底筋の腱は、足底腱膜とはまったく関係のない存在になっています。まれに両者がつながっている人も報告されているのですが……。

足底筋の腱と足底腱膜がアキレス腱とつながっていたという証拠は、人間の赤ちゃんのときに観察できます。赤ちゃんのアキレス腱は、足裏の先のほうまでつながっていて、4歳頃から成長にしたがって、踵のところで分かれはじめるのです。

二足歩行をはじめて、足首周辺を頻繁に使う時期になると、踵の骨が発達します。その骨が、腱と骨がつながっていた部分を断裂させ、切れた部分が骨に吸収されるのです。

このために、足底腱膜と踵の骨のつなぎ目は弱くなっていて、ピーンと張った足底

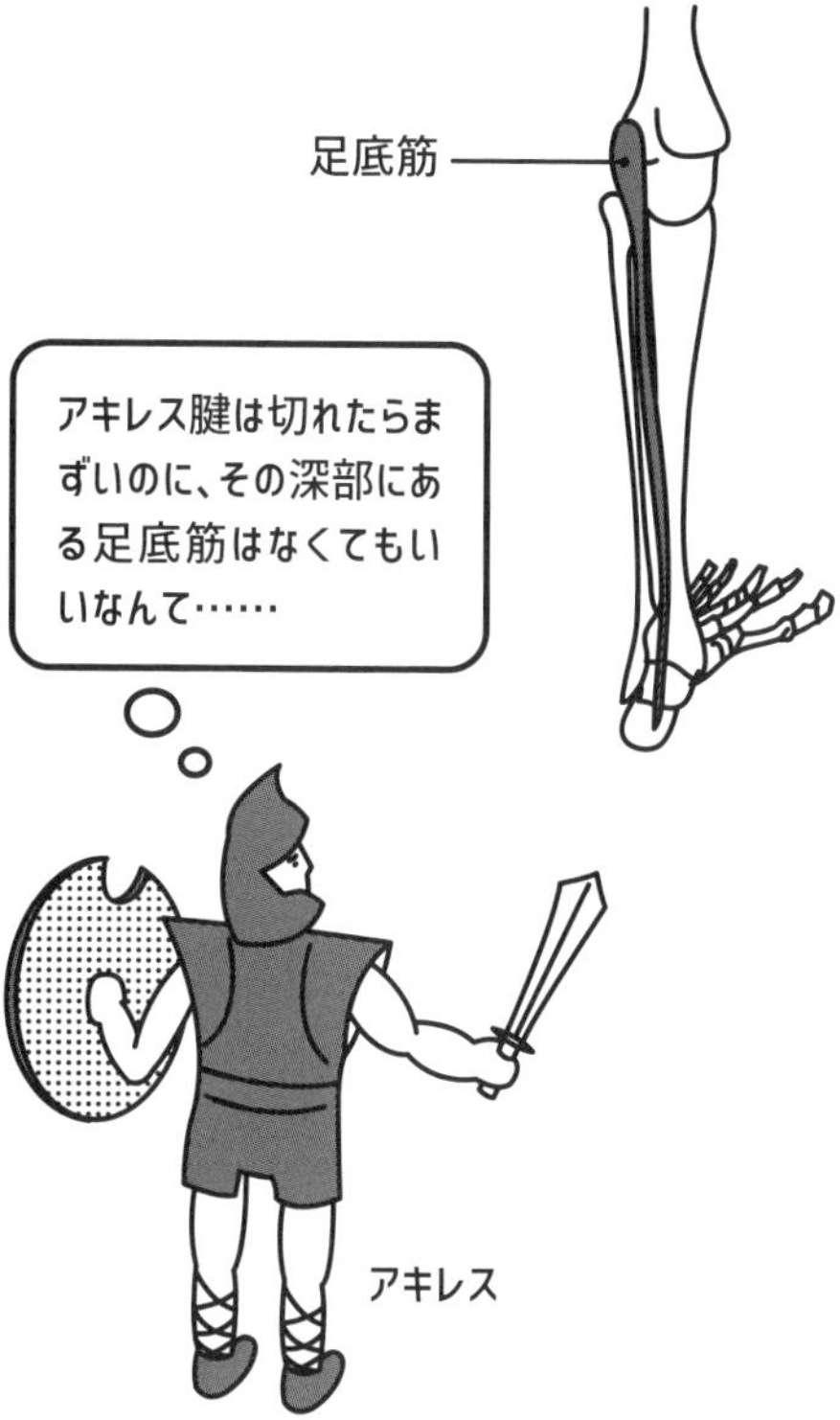
足底筋
アキレス腱は切れたらまずいのに、その深部にある足底筋はなくてもいいなんて……
アキレス

腱膜が、長時間の歩行や激しい運動などで疲労したり、強い衝撃が加わると炎症を起こしやすくなります。

人間の「足」は、こうして進化した

足底筋と足底筋の腱は、二足歩行をしない原猿類やヒヒなどでは足底までつながっていて、アキレス腱を越えて足底腱膜に達しています。そのことからも**足底筋は、直立二足歩行に深い関わりを持っている**といえるのです。

近年、人間の足の特徴とその進化的意義が研究されています。その結果、二足歩行時には四足時に比べ、足の指の第2、第3指に重心がかかるので、母指をほかの指と一列に並ばせることで体重の圧力を均等に分散させ、アーチ状の足の底をバネにして蹴り出しに用いているということが分かりました。

人間の足の横幅が狭く、底がアーチ状になったのは、二足歩行時に運動機能を発揮するための配置なのです。同時に、この進化が、人間の足底筋と足底腱膜を分断させ、足底筋を退化させたのです。

　類人猿では欠如している場合が多く、ゴリラやテナガザルには足底筋がありません。オランウータンでは96％、人間に近いチンパンジーでは57％が欠如しています。

　四足歩行の霊長類は、長い下腿三頭筋を持っています。一方、人間は二足歩行の推進機構として、強い足の蹴りを必要とします。そのため強い力での底側屈曲が必要となり、腓腹筋やヒラメ筋で構成される下腿三頭筋の横幅や周径が大きくなると推察されています。

　筋重量を計測すると、下腿三頭筋に対する足底筋の相対重量値では、人間は1・6％、カニクイザルが9・3％、ヒヒが9・5％で、ほかの霊長類が残している足底筋と比べると、人間の足底筋の比率が少ないのが分かります。

　その一方で、**人間の足底筋には「筋紡錘《きんぼうすい》」が高密度に存在します。**これは動作で変化する筋肉の長さを検知する神経のセンサーです。人間の足底筋は、ほかの霊長類の持つ運動機能ではなく、下腿三頭筋に対する動きを調節する機能を持っていたということなのです。

人間の「バランス感覚」は、驚異的

人間とまったく同じ二足歩行をロボットで再現させるのは、非常に困難だったといわれています。ロボットを人間のように歩かせるには、足裏に、床面との接触位置を検出する精密なセンサーを設置し、バランスを取ることが必要だからです。

人間が、当たり前のように行っている「二足歩行」は、じつは微妙なバランスの上に成り立っている動作であり、そのように私たちは進化したということでしょう。ちなみに二足歩行のときに、踵の外側↓足の小指側↓親指のつけ根↓親指という順番で体重を支える重心の移動の機能は、樹上適応の名残です。

一方で、踵から着地する歩行法「ヒールストライク」や、バランスを取る母指の役割の増加は二足歩行独自の特徴で、歩行訓練を行ったニホンザルが、同様の特徴を獲得したとの研究もあります。

歩行時の足の裏の動きを子細に分析すると、樹上適応していた人類が、地上歩行の経験によって二足歩行の技術を獲得したと考えられています。その過程で足底筋は二足歩行の実現に、大きな働きをしたということなのです。

足底筋のすごい「引き上げ効果」

また足底筋はヒラメ筋よりも上で、膝関節の下にあり、その筋膜は太腿《ふともも》から足先に延びる太い動静脈とつながっていて、これらの血管を守る働きをしています。膝関節の屈曲をする場合に、足底筋は膝の後ろの神経や血管を引き上げて、弓状に緩やかに曲げ、血管が折れて血流が止まるのを防ぐのです。

屈伸などの、膝の曲げ伸ばしではなく、日本人の正座のように完全に膝を折ってしまうと、足底筋の引き上げ効果がなくなります。圧迫によって血流が悪くなり、痛みを感じる知覚神経や筋肉を動かす運動神経が鈍くなることが「足が痺れた」という状態なのです。

ただ足底筋が欠損していても、一瞬の膝の曲げ伸ばしには支障がありませんし、正座の痺れにも関係はありません。

もちろん、今は役に立っていない足底筋が、まったくいらないというわけではありません。162ページの【長掌筋】で解説した、トミー・ジョン手術同様に、筋移植の材料として利用されているのは、医学の世界ではよく知られています。交通事故、悪性腫瘍の切除後などにおける手や足の再建においては、とても重要なスペアパーツになっているのです。

人間の足底筋は、二足歩行の発達によって失いつつありますが、移植医療の進歩や宇宙への進出時のトレーニングなどにおいては、まだまだ注目しなければならない器官なのです。

ZANNENNA 18

無くても特に困らない ピラミッド形の筋肉

錐体筋〔すいたいきん〕

「シックスパック」の立役者

最近の日本の健康ブームは、さまざまなところに波及しています。「細マッチョ」なんて言葉も浸透して、アイドルから、女の子のグラビアモデルまで、筋肉質の体型がもてはやされるようになりました。

そのトレードマークというべき筋肉が、「シックスパック」と呼ばれる6つに割れた腹筋の隆起でしょう。

このシックスパックは、お腹の前面にある「腹直筋《ふくちょくきん》」が、腹直筋鞘《ふくちょくきんしょう》に包まれたもの。お腹の真ん中の溝の「白線」を作りますが、そこの一番下端に付着するのが、ピラミッド形の**「錐体筋《すいたいきん》」**と呼ばれる筋肉です。

錐体筋は、男性であればちょうど、おちんちんの上あたりから起こり、下腹部の白線へと続きます。その役割は**腹直筋**

の動きを助ける働きをしますが、特に無くても問題になるような筋肉ではありません。

日本の１９３０年代、40年代の研究では、錐体筋が２～４％の割合で欠損していたり、重複することもあることが報告されています。欠損は一般に女性に多く、ことに右側に多いといわれています。しかし海外の研究では、男性では13％、女性では10％、あるいは全体で25％が欠損するとの報告がありますので、地域や人種などで欠損率が違うようです。

シックスパックと同じように、腹筋に力を入れ、お腹を凹《へこ》ませるようにすると、錐体筋も触れることができます。ただし、そうなるには、まずはシックスパックを作って細マッチョにならなければいけないのですから、なかなかの難関かもしれません。

シックスパック実現で重要なのが白線。この白線を鍛えるのは、今流行りの体幹トレーニングでも重要視されています。体幹トレーニングは、体の深層部にある筋肉を鍛え、内臓の保護や姿勢の維持、バランス向上など、さまざまな効果をもたらす運動法です。

身体の前側のトレーニングでは、白線を意識して鍛えることで、ほかの筋肉のバランスを保ち、リラックスさせられるようになるという理論です（背中側では、椎骨をつなぐ回旋筋や多裂筋を鍛えます）。

「腹直筋を鍛える」のは、いいことずくめ

また腹直筋の鍛錬も、体幹トレーニングでは大きなウエイトを持ちます。

腹直筋は、腹腔臓器を保護し、腹圧の維持と臓器の位置を固定します。体幹部の屈曲や回旋、側屈、そして呼吸にも貢献する重要な筋肉です。腹圧を加えて、嘔吐、咳、排便などにも作用するだけでなく、分娩にも大きく関与します。

加えて**腹直筋がバランスよく発達すると、骨盤は適度な前傾が保たれます。**逆に働きが弱いと前傾が強くなって、腰が反ったようになり、過度に強すぎると後傾して腰部がまっすぐになります。

脊椎には、垂直方向にかかる重量を、バネのように緩和するための適度なS字カーブが必要なので、腹直筋が強すぎても弱すぎても脊椎に負担がかかって、腰痛の原因

になるのです。

現代人の多くは錐体筋が退化して、あまり役には立っていません。

しかし、このようなお腹の筋肉の脊椎への効果を考えると、錐体筋による白線、腹直筋への補助は大事なのです。体幹トレーニングでは錐体筋にも刺激を与えますが、それは、この小さな筋肉のパワーさえ無駄にせず、少しでも役立てようという発想によるものです。

「錐体筋」を発達させた動物たち

人間の錐体筋は、退化傾向にあるのですが、それを発達させた動物もいます。カンガルーなど、お腹に子育て用の袋を持つ有袋類です。

進化の系統を遡ると、1億2500万年以上前に、人間を含む「真獣類」と「後獣類」が分岐しました。そしてこの後獣類は、後の有袋類へとつながります。

有袋類はメスがお腹に袋を持ち、その中で子供を育てる哺乳動物です。人間や、イヌ、ネコなど現生の哺乳類の主流は、お腹の中で子供が大きくなるまで育てる有胎盤類です。

しかし有袋類は、胎盤が機能の低い卵黄嚢胎盤《らんおうのうたいばん》なので、子宮内で胎児を大きく育てることができません。有袋類の妊娠期間は短く、新生児の発生の早い段階で出産します。

大形のカンガルーでも、赤ちゃんは約2㎝という、とても未熟な状態で生まれてきます。その姿はまるでピンク色のソーセージのようです。赤ちゃんは生まれた直後に、お腹の上を自力で移動し、中におっぱいも備わっているお腹の袋「育児嚢《いくじのう》」に入り、そこで育てられるのです。

錐体筋は骨盤と白線、腹直筋をつないでいるので、お腹で重い赤ちゃんを育てる必要性から、有袋類の錐体筋は発達していったのです。

その有袋類は、現在南アメリカとオーストラリア、ニューギニアに分布しています。キタオポッサムのように、一部は北アメリカにもいますが、これらはもともと南アメリカで進化し、300万年前に陸続きになった時代に、北米進出を果たしたことがわかっています。

オーストラリアには、人間が移り住むまで真獣類は繁栄しませんでした。それ以前も、後獣類の系譜である多くの種類の有袋類がいたために、生態的地位を奪うことができなかったのです。

ちなみに南アメリカには、ミズオポッサムという、水生の生活環境に適応した唯一の有袋類がいますが、この育児嚢は水密性になっていて、子供を入れたまま泳ぐことができます。このとき、袋の口をキュッと締めるのは、錐体筋ではなく、人間が肛門を動作させるときに使う括約筋《かつやくきん》です。動物の種にかかわらず、下半身ではさまざまな筋肉を使い分けたり、連動させたりして運用されているのです。

腹部には、内臓を保護する骨がない代わりに、筋肉や皮下脂肪、内臓脂肪で保護しています。ですから腹部は、筋力が低下すると脂肪が溜まりやすいのです。

過剰な脂肪の蓄積は、人間の場合、生活習慣病の引き金にもなります。ダイエットの重点ポイントとして腹部が注目されるのは、こうした理由です。

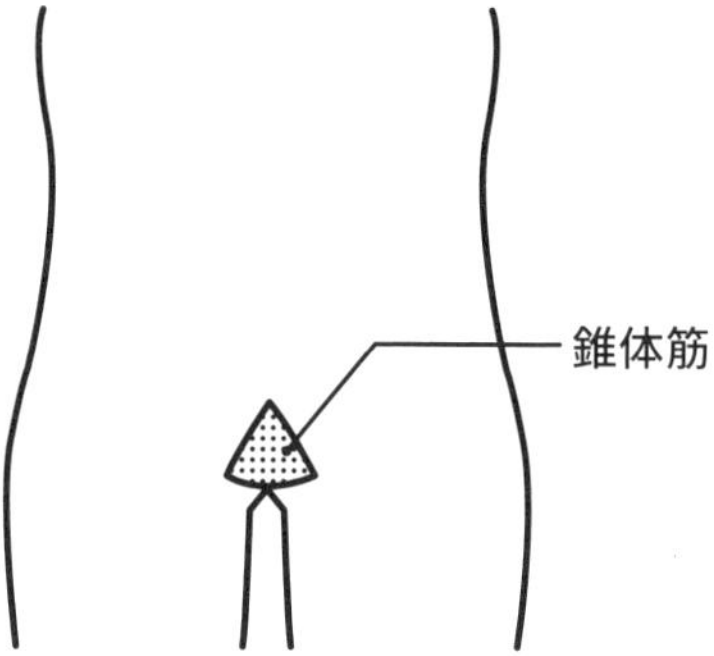
錐体筋

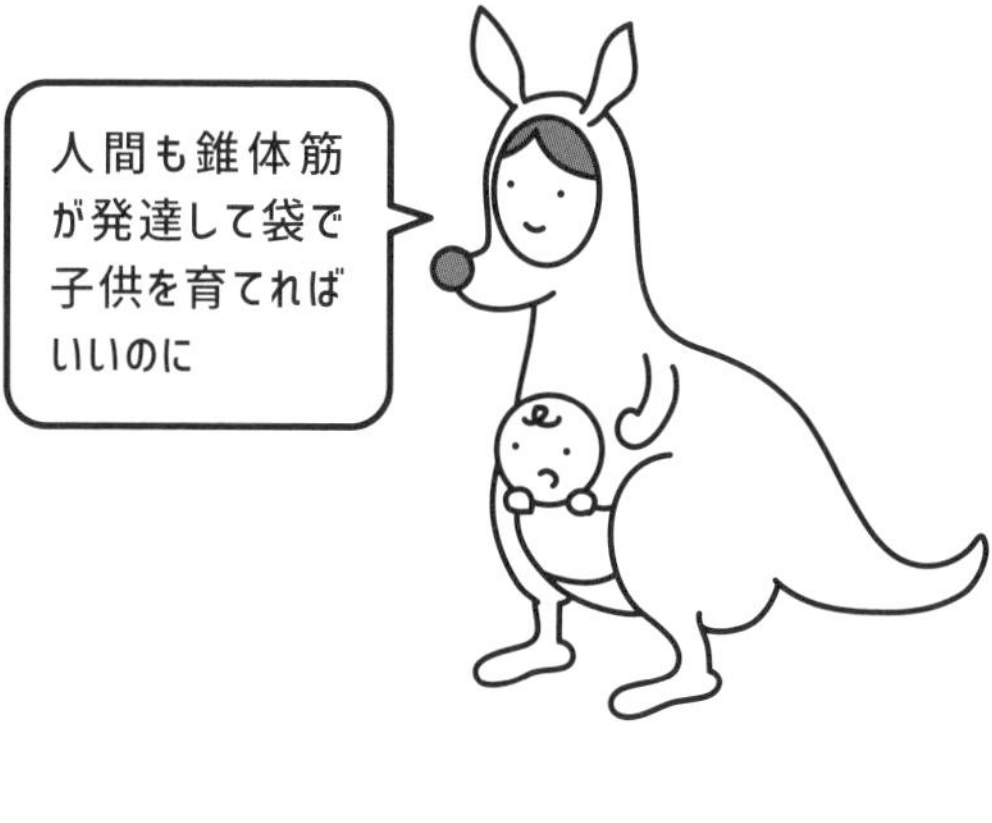
人間も錐体筋が発達して袋で子供を育てればいいのに

「終わっている筋肉」も、鍛え方しだいでは……

日本では、妊娠5か月前後から、腹帯を締める習慣があります。現在では、骨盤ベルトタイプや、マタニティ用のショーツと一体になったタイプも使用されているようです。妊娠中に腹筋が衰えると、腰痛や股関節痛といったトラブルの原因にもつながることがあるので、こうした器具で補助して、それを緩和しようというものです。

ただし足から体幹に戻る血流が、腹帯のために妨げられるとの説もあり、勧めない産科医もいます。一方で、道具を使わずに、あらかじめ錐体筋を意識した体幹トレーニングを行うことで、妊娠時の母体に対する負担が軽減するという考え方もあります。

さて、妊婦さんの具体的なトレーニング方法ですが、体育座りのような体勢で座り、体をひねって右肘を左膝、左肘を右膝に付ける体ひねりの動作や、立ち上がって肩幅と同じくらいの幅に足を開いた姿勢で、ゆっくりとするスクワットなどがあります。

こんな軽い運動でも、腹筋は十分に鍛えられるのです。もちろん、腹痛やお腹の張りを感じたら、運動は中止します。

妊婦さんの中には「腹直筋離開《ふくちょくきんりかい》」と呼ばれる肉離れを起こす人もいますが、これは運動の有無にかかわらず、一定数の人に起こる症状なので、心配はいりません。カンガルーのように、自身の白線や錐体筋がしっかりしていれば、分娩時に有利なだけでなく、産後の下腹の弛みを自力で引き締めることもできます。

錐体筋は、すでに退化した器官ですが、使い方、鍛え方しだいでは、細マッチョ的な見た目のカッコ良さだけでなく、まだまだ有益な筋肉になり得るのです。

COLUMN

4

生活習慣による変化

～私たちも「進化」している～

動物は生活環境の影響を受けて、その体を最適な形に作り替えていきます。

それを最初に指摘し、実証してみせたのがイギリスの進化論者チャールズ・ダーウィンでした。ダーウィンは、ビーグル号での世界周遊の旅の途中、ガラパゴス諸島とココ島に分布するホオジロの仲間フィンチを観察しました。そして離れた場所で生息する14種のフィンチに、食物の違いで、くちばしの大きさや形に顕著な違いがあるのを発見したのです。その観察は、ゾウガメのデータとともに、「進化論」を築くための重要な材料になりました。

たとえ同じ種族でも、生活習慣が違うだけで姿は変わっていきます。それでは、見えない内臓はどうでしょうか。進化という大きな視点で、腸を見てみましょう。

腸が進化したのは、生活環境が海から陸へと移り、食物の種類が大きく変化したからで、大腸は陸上生活で水分が不足しないように、徹底して体内に水分を吸収するために出現したと推測されています。

爬虫類から哺乳類へと進化すると、消化管は複雑化し、長さも増していきます。人間は雑食ですが、やがて腸は細菌やウイルスに対抗するため、高度な免疫機能を備えるようになりました。生活環境が腸を代表とする内臓も大きく変えたのです。

イスラエルのテルアビブ大学の研究調査は、ネアンデルタール人は、現生人類のホモ・サピエンスより早い時期に寒冷な地域に移動したため、カロリーを維持する肉や脂肪類を摂取するようになって消化機能に変化が生じ、肝臓と腎臓が大きくなったと指摘しています。そのためネアンデルタール人は、ずんぐりとした体型になったと考えられています。一方、ホモ・サピエンスは植物や小動物などを中心に摂取していたので、比較的スマートでした。

身長という面では、戦前と戦後の日本人の大型化が好例として取り上げられます。身長を高くした原因はタンパク質。遺骨の調査から、古墳時代には平均身長が165㎝あったことが分かりましたが、これが稲作などの普及で鎌倉時代、室町時代と低身長化し、江戸末期には157㎝にまで落ちています。これは江戸の人々が、タンパク質ではなく、穀物への依存度が高かったためと考えられています。

近年の研究で面白いものでは、フランス国立科学研究センターによる、アフリカの熱帯雨林に暮らす身長約150㎝に満たない狩猟採集民、ピグミーの人々の調査があります。西アフリカのピグミーの赤ちゃんは、アジア人や欧米人と同じくらいの平均的な体格で生まれますが、早い段階で成長が遅くなることが分かりました。

一方、東アフリカのピグミーは出生時から小さく、成長してもそのまま低身長にとどまります。つまり、彼らの身長が低いのは共通の祖先の特長ではなく、それぞれが地域の生活環境に適応して、独自に低身長に進化したのです。彼らの小さな体は、熱帯雨林への適応で、体温を調節しやすく、森の中でも身軽に動け、食料量が少なく済むように変化した結果なのです。

生物は、暮らし方や食物で、内臓や体型を大きく変えていきます。近年、柔らかく、栄養が偏ったジャンクフードが大量消費されていますが、顎がますます小さくなり、大腸がんも増えています。変化はすでにはじまっているのです。

PART

4

ざんねんな男女の人体

ZANNENNA 19

オスもメスも関係ない！「性」を象徴する痕跡器官

男性の乳首〔だんせいのちくび〕

男性にも乳首があるのは、なぜ？

昨今、流行りの男性用化粧品に男性用エステ……。男性にも、女性的な美しさが求められるようになってくると、将来的に男性と女性を見分けるのが、だんだん難しくなっていくのかもしれません。たしかに「草食系男子」と呼ばれる、華奢《きゃしゃ》でおとなしめの男の子も、女性には人気になってきました。

そんな時代の中で、両者を区別するのに一目瞭然なのが、まずはおちんちんの有無。そして、おっぱいの有無ではないでしょうか。この2つは、各々の性を象徴する器官といえます。

おちんちんの有無は、生殖に関することですから、大きな違いがあるのは分かりますが、**なぜ、子育てをしない男性に**

も乳首があるのでしょうか。妊娠しない男性は、父親になっても乳首から母乳が出てくることはないはずです。男性の乳首は存在する必要があるのでしょうか。

209ページで生殖器の仕組みを詳しく説明していますが、お母さんのお腹の中で発生した初期の胎児には、男性の生殖器の元と、女性の生殖器の元が両方備わっています。

人間の細胞は、核の中に遺伝子を持っていて、細胞分裂のときに、それが46本の染色体として姿を現します。そのうち2本は性染色体と呼ばれ、男性はXとY、女性はXとXを持ちます。そのY染色体にあるSRYという遺伝子がスイッチを入れることで、男性ホルモンを分泌する精巣などが形成されるのです。

このスイッチが入らないと、お母さんの女性ホルモンが作用して、胎児は女性になります。

男性にも乳首が備わっているのは、乳首はオスとメスに分化する前段階で作られるからなのです。

男性の乳首からも母乳が出る⁉

おっぱいが大きくなるのは女性ホルモンの働きですが、それを分泌する以前の思春期前は男女ともに乳首が小さく、性差もありません。

やがて女性は思春期に入ると同時に、乳房の成長がはじまります。男性は精巣から大量の男性ホルモンが出て、たくましい体つきや、中枢神経のニューロンに作用して、男らしい性格になっていきます。

しかし女性ホルモンに支配される乳首は成長せず、母乳の生産機能と分泌機能が衰えているので、内部の乳腺もあくまで痕跡的になります。つまり、赤ちゃんに授乳させることのない男性にとっては、乳首は必要のない器官になっているのです。

ただし、思春期や更年期にはホルモンバランスが崩れ、男性でも、女性の乳房のように胸が膨らむ「女性化乳房」という症状を発症する場合があります。**男性の乳首も女性化して、中には母乳のような分泌物が出ることもある**のです。

もちろん症状自体は、命に関わるわけではありませんが、乳がんの恐れがあり、精巣腫瘍や肝機能低下の影響でホルモンバランスが崩れているという可能性もあるので注意が必要です。

このように、元々の胎児は女性になるべくして発生をはじめ、その中で男性になるものが現れるわけですが、もし性差を決めるスイッチがなければ、人類はみんな女性になることになります。

近年、「環境ホルモン」が話題になっています。この問題は自然界にまき散らされたプラスチックの添加物などの化学物質＝「内分泌攪乱物質《ないぶんぴつかくらんぶっしつ》」が体内に入って、生体にホルモン作用を起こしたり、ホルモン作用を阻害して、性差を分けるスイッチが入らないようにしてしまう可能性のある化学汚染の現象なのです。

動物たちの摩訶不思議な「乳首」事情

基本的に、乳首は哺乳類の特徴です。哺乳類は有性生殖で、母乳で子を育てる動物だからです。しかし野生動物の場合、授乳時期に乳房が多少膨らみ、乳頭が露出する程度の種類がほとんどです。

霊長類のメスは、かつて臀部を目立たせて異性に対する性的アピールをしていましたが、二足歩行をするようになって視界に入りづらくなり、代わりに乳房を大きく発達させたとの説が出されています。ですから、「人間以外の哺乳類の乳房は目立たない」とされているのです。

よく哺乳類は、産む子供の数だけ乳首を持っているといわれます。しかし、ウマやウシなどの大型の家畜は複数の乳首を持っていますが、産む子供の数は基本的に1頭です。ですから、乳首の数と生まれる子供の数には、相関関係はないといえるでしょう。

霊長類では、エリマキキツネザルやコビトキツネザルの乳首は6個です。それに対し、新世界ザル、旧世界ザルの真猿類や、ゴリラやチンパンジーなどの類人猿は、子供を抱えて授乳するのに適応し、基本的には胸部1対、2個の乳房、乳首を上半身に獲得したと考えられています。

また寝転んで授乳する四足獣のイヌは8〜10個、ネコは8個の乳首を持っています。

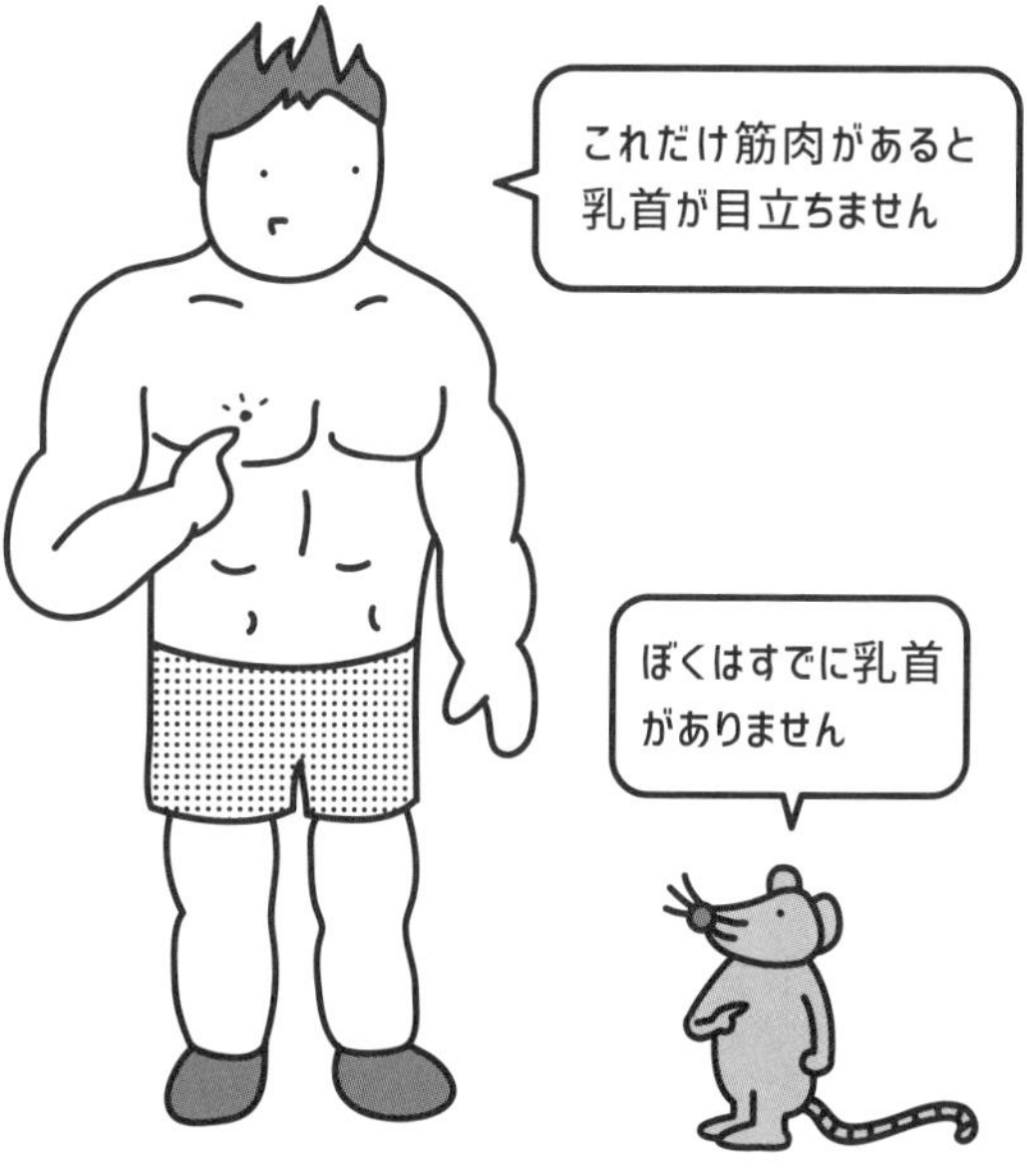
これだけ筋肉があると
乳首が目立ちません
ぼくはすでに乳首
がありません

乳腺は前足の脇のあたりから、後ろ足の付け根まで縦に長い構造をしているので、乳首も2列にずらりと並んでいます。

もちろん、これらの種のオスも、基本的には同じ数の乳首を持っています。ところが、さまざまな動物の中には、オスが乳首を持っていない種類もいるのです。

たとえばネズミ。ネズミも発生段階では乳首の細胞を持っていますが、オスへと成長するスイッチが入ると、乳首は、男性ホルモンの受容体に変化し、発達が止まるだけではなく退化。乳首は跡形もなくなります。

ウサギのメスも8〜10個の乳首を持ちますが、オスは持っていません。まれに確認されることもありますが、個体差があるようです。

イヌやネコも同じですが、**乳首の数は決して一定ではありません。**

「乳首の数の個体差」と聞くと不思議な感じがしますが、人間も同じで、3個目以上の「副乳」を脇や胸、太ももの内側に持っている人は、女性で5%、男性でも2%ほどいて珍しくありません。もちろん大きな膨らみはなく、乳首も小さいので、イボやホクロ程度にしか感じられません。

一説には、古代ギリシアで作られた有名な彫刻「ミロのヴィーナス」の右脇にある膨らみは副乳だといわれています。副乳は古代から認識されていたということでしょうか。

ちなみに、カモノハシなどの単孔類（哺乳類なのに卵で生まれる動物）は、乳房や乳首が発達せず、母乳は育児囊の中のくぼみ状の構造から分泌されます。ですから母乳で育てるとはいっても、オスもメスも乳首は見当たりません。

男性も「授乳」できる未来がくる……かも

「今後、人間の男性の乳首は退化が進み、やがては消滅してしまう」という考え方が支配的です。やはり授乳することのない乳首は活躍する場がなさそうです。

しかし、カナダの生物学者で、合成生物学の専門家ボグスワフ・コヴァルスキは、そうした大方の意見に異を唱えています。コヴァルスキは男性の乳首を「退化しているのではなく、進化の途上」と考え、**将来的には乳房が大きくなって授乳できるよう**

になると予測します。

男性にも乳腺は存在しますから、現代社会の生活環境が変わり、女性の社会進出が進めば、男性が生物学的に適応して女性化していく方が、種の生存や繁栄に有利になると考えているのです。

コヴァルスキは女性ホルモンを増加させるのではなく、遺伝子操作によって男性ホルモンで乳房肥大のスイッチを入れる、授乳可能なオスのマウスの作製に成功したといいます。遺伝子をわずかに違えるだけで、授乳できる男性が生まれる可能性があるということです。

もし、男性の乳房、乳首が復活を果たして授乳が可能になれば、現代の社会構造が変わってしまう可能性もあります。

環境ホルモンの社会問題化や流行りの草食系男子の登場が、そうした生物学的変化の予兆である可能性は、誰も否定できないのです。

ZANNENNA 20

あまりにも無意味な男性の「子宮跡」

前立腺小室〔ぜんりつせんしょうしつ〕

「妊娠」のしくみ

生物学的にいえば、男性と女性は、わずかな遺伝子の違いから生まれています。その最大の違いは、子供を妊娠できるか、できないかということでしょう。

女性が赤ちゃんを妊娠できるのは、骨盤内にある胎児の入れ物になる器官「子宮」があるからです。ところが**男性にも、この子宮や膣の痕跡「前立腺小室《ぜんりつせんしょうしつ》」が残っている**のです。

妊娠は、卵巣で作られた卵子が男性の精子を受精し、その受精卵が卵管内を移動して、子宮の内膜表面に着床するところからはじまります。受精卵は、お母さんの胎盤から栄養や酸素の供給を受け、子宮で細胞分裂を繰り返して成長します。

一方、男性の精子は、精巣という器官で作られます。精巣は、股間の陰嚢《いんのう》、男性器にぶら下がる袋の中にあるタマタマ、睾丸《こうがん》に収まっています。その精子が精管を通って、膀胱《ぼうこう》の後ろから下面に達します。膀胱の下には「精嚢《せいのう》」「前立腺《ぜんりつせん》」という器官があり、そこから分泌された「精嚢液」「前立腺液」が混ぜ合わされて精液が完成し、尿道に注ぐのです。

白濁した色や「栗の花のにおい」にたとえられる特有のにおいは、前立腺液がもとになっています。この前立腺に入りこむようにくっついている袋のような器官が、前立腺小室です。

まったく成長しない「男性の子宮」

胎児のとき、女性の卵管や子宮、膣の上半分の元になるのがミュラー管です。前立腺小室は、成長とともにミュラー管が萎縮して下半分が痕跡として残ったもの。つまり、女性の子宮や膣に相当する部位です。ですから「男性の子宮」と呼ばれることがあります。前立腺の役割については、まだ解明されていない部分も多いのですが、前立腺小室に関しては、機能的に役に立っているとは考えられていません。

前立腺小室の大きさは8〜10㎜で、開口部の広さは1〜2㎜、底の広さは4〜6㎜という袋状です。大きさと形は個体差があり、欠如していることや、開口部が閉じていることもあります。上部と下部に分かれていることも珍しくありません。

前立腺小室の原型といえる女性の子宮壁の厚さは、1㎝から2㎝程度もあり、ほとんどは「子宮筋層《しきゅうきんそう》」と呼ばれる筋肉の層です。

筋肉を作っている「平滑筋細胞《へいかつきんさいぼう》」は、妊娠時に盛んに分裂します。紡錘形の細胞で長さ0・045〜0・2㎜のものが、最大0・5㎜まで巨大化します。胎児が成長して大きくなるのに対応するため、子宮も拡張するのです。

ところが男性は妊娠しないので、前立腺小室が大きくなる必要も厚く丈夫になる必要もありません。前立腺小室は、まるで薄っぺらな筋肉と粘膜のかたまりなのです。

「前立腺」の疾患は、要注意

生殖器官を観察すると、女性にも男性と相同の器官があります。

たとえば前立腺に相当するのが、スキーン腺です。スキーン腺は、尿道の末端近くにある分泌腺で、やはり白濁した液を分泌しますが、こちらも個体差があり、退化して欠如している女性もいます。

無脊椎動物の輸精管《ゆせいかん》に付随する腺様構造を、前立腺と呼ぶ場合もありますが、別のものです。前立腺は人間を含めた霊長類、ひいては哺乳類のオスのみに存する器官ですから、この器官に起こる疾病、たとえば加齢で肥大する前立腺肥大や、腫瘍ができる前立腺癌も男性特有の病気です。

同じように、前立腺小室にも病気が起こります。

その一つ「前立腺小室嚢胞《ぜんりつせんしょうしつのうほう》」は、幼少期に発見される疾病です。嚢胞は、軟組織内に病的に形成された液状成分の入った袋（中が固体の場合は「嚢腫《のうしゅ》」）で、前立腺小室嚢胞は、尿路感染症の合併症として生じる場合があります。

ただし、前立腺小室は、それほど注目されて観察される器官ではないので、嚢胞も画像検査などで偶発的に発見される場合がほとんどです。

哺乳類の中で前立腺が注目されるのは、ペットの場合。イヌもネコも、オスであれば前立腺の疾患にかかります。

イヌで多いのは、人間と同じで高齢からくる前立腺肥大。大きくなった前立腺が物理的に尿道や直腸を圧迫し、排尿や排便を妨げます。また、そこから誘発される前立腺嚢胞、感染が関与する前立腺炎などがあります。

ネコは、前立腺の発達が悪いため、めったに疾患は起こらないようですが、細菌に感染して起きる前立腺炎の報告はあります。

ただしペットの場合、前立腺小室は人間よりもわずかな器官になっているので、ほとんど注目されていないというのが実情のようです。

「人工子宮」で男性も妊娠できる!?

では、子宮の痕跡である前立腺小室を使って、男性が妊娠することはあり得るのでしょうか。答えは、半分イエスです。

前立腺小室を子宮の代わりにするのは不可能ですが、男性が妊娠できる可能性はあるのです。

1994年公開のコメディ映画、アーノルド・シュワルツェネッガー主演の『ジュニア』は、男性の科学者が実験によって妊娠するという作品です。しかし映画の世界だけではなく、実際の医学でも、男性を妊娠させる実験が行われています。

2012年、オーストラリアで、腹部に「人工子宮」を埋め込んだ男性が妊娠に成功したと報じられて話題になりました。しかし、人工子宮は各種の機器につないで初めて機能するらしいので、正確に妊娠といえるかどうかは疑問です。

オスのタツノオトシゴは、腹部に育児嚢を持っていて、メスは輸卵管を育児嚢に差しこんで産卵し、育児嚢内で受精し、オスが子供を産み落としますが、人工子宮はこうしたシステムを再現したものといえるでしょう。

一方、2014年のアメリカ生殖医学会で、妊娠の機能を持つ子宮の臓器移植は複雑な施術ながら可能で、出産も成功したと発表されました。生まれつき子宮を持たない女性への子宮移植手術は、それまでもスウェーデンのマッツ・ブランストローム医師のもとで10例も行われていましたが、この年、ついに世界初の出産に成功したので

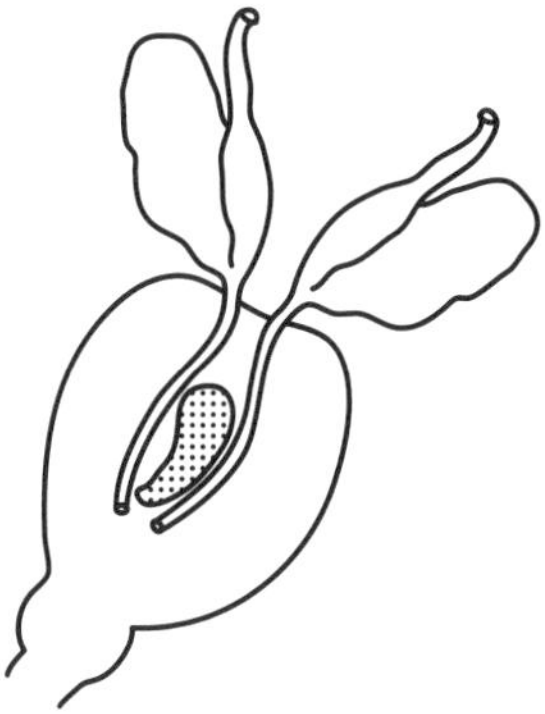

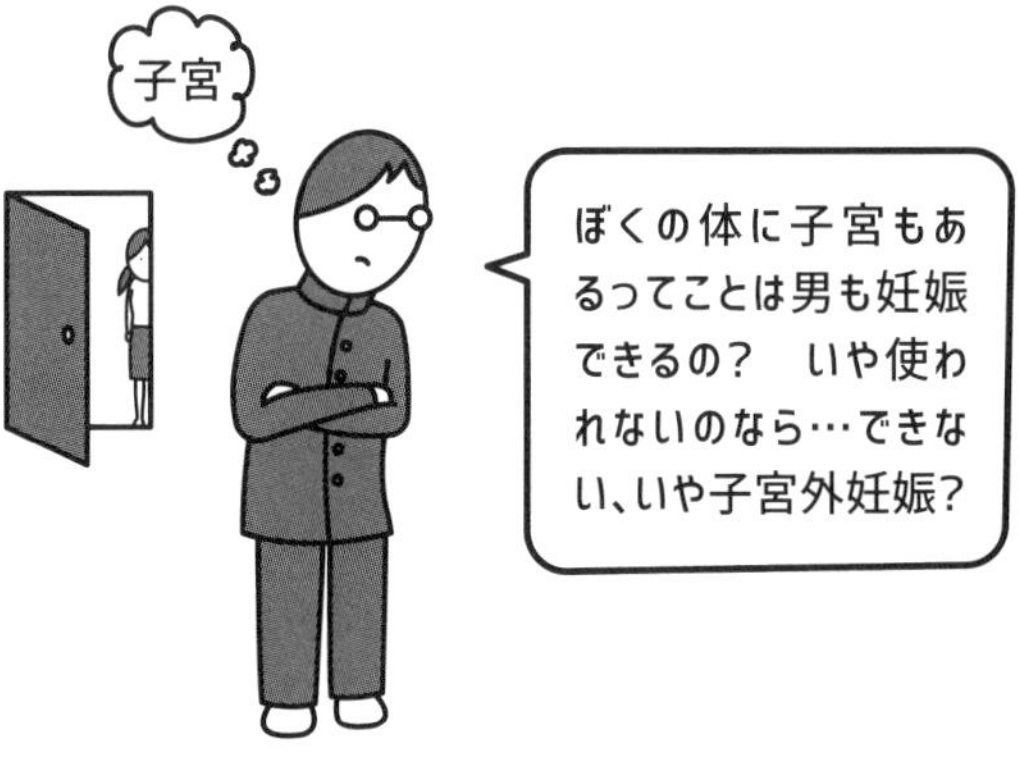
子宮
ぼくの体に子宮もあるってことは男も妊娠できるの？　いや使われないのなら…できない、いや子宮外妊娠？

す。

女性ばかりか男性への子宮移植も可能で、男性が妊娠・出産することも技術的にはできるとされています。解剖学的には、男性の骨盤は女性と比べて狭いので、骨盤腔内に子宮を移植することはできませんが、臓器の一つとして子宮を加えられるスペースはあるそうです。

そこで子宮をどこに移植するかという話になりますが、可能性の一つとして挙がっているのが、男性の「陰嚢」だそうです。

おちんちんにぶら下がっている陰嚢は、皮膚と平滑筋でできている睾丸の入れもの。10か月の胎児を収納するほどの伸縮性もあるから、との理由で候補にされているそうです。本当にお母さんとなったら、文字通り「タマのような赤ちゃんを産んだお袋さん」ということになります。

ただし、いずれの方法で移植してみても、やはり自然な受精と分娩は無理で、体外受精で発生した胎児を子宮に移植し、帝王切開での出産を前提にしています。また、妊娠期間中は、女性の体に起こる変化を模倣するために、女性ホルモンの投与が必要になるとのことです。

もちろん、こうした子宮移植の技術は、「技術的に可能」なだけで、胎児にもたらす重大なリスクや倫理的な問題、または法的な問題もクリアになっているとはいえません。実用化は、まだまだ未来の話です。

ZANNENNA 21

進化の過程を示す女性の「精管跡」

ウォルフ管〔うぉるふかん〕

もちろん女性にもある「痕跡器官」

ショートカットで、運動もできて、さばさばした性格。学校には、そんなボーイッシュで人気者の女の子が、一人くらいはいるものです。

中には自分のことを「俺」と呼ぶような女の子もいますが、いくら「男性」っぽくしても、生物学的には立派な女性。体のつくりが男性とは全然違います。

210ページで少し触れましたが、男性が子宮の痕跡器官を持っているように、女性も精管の痕跡を持っています。精管とは男性の精子を、精巣から尿道まで運ぶ管。**女性が持つ「ウォルフ管」跡は、その精管になりそこねた痕跡**でもあるのです。

そこで人間の生殖器の発生を見てみましょう。

まだ男女の性差が決まっていない胎児の頃は、生殖に必要な器官や組織の原型「ウォルフ管」と「ミュラー管」を持っています。胎生8週目では、男女両性の外性器もまったく同じ形になっており、男性へも、女性へも、両方に分化できる能力を持っているのです。

遺伝子のスイッチオン・オフで「男女」が決まる!?

ウォルフ管は「中腎管《ちゅうじんかん》」とも呼ばれるように、もともとは腎臓に関連する器官です。

その形成の仕方を追ってみると、まず脊椎動物の排泄器の発生の元になる中間《ちゅうかん》中胚葉《ちゅうはいよう》から、頸《くび》のあたりに最初に「前腎《ぜんじん》」が形成されます。そこから生じたウォルフ管が後ろに伸びて、腸の末端の総排出腔につながります。

前腎は、原始的な魚類の円口類であるヌタウナギやヤツメウナギ、数種の硬骨魚類では腎臓として機能することになります。

人間の胎児の場合、その後、前腎が退化して、次に「中腎」が形成されます。ウォルフ管は中腎から尿を運ぶので中腎管とも呼ばれ、また腹膜に働きかけてミュラー管を生じますが、これはウォルフ管と並んで走るので中腎傍管とも呼ばれます。

中腎の傍《かたわ》らに生殖腺の元になる膨らみがあります。胎児が男性になる場合は、SRYという遺伝子のスイッチが入り、ここから精巣が作られて2種類のホルモンが分泌されます。ミュラー管抑制因子というホルモンの働きで、ミュラー管の細胞群は徐々に小さくなっていき、構造の作り替えが進行して、しだいに消失していきます。

もう一つは男性ホルモンのアンドロゲンで、ウォルフ管の成長を促します。ウォルフ管につながる中腎では、毛細血管のかたまり「糸球体《しきゅうたい》」と、尿を運ぶ「尿細管」が作り替えられて、精子の輸送路である「精巣輸出管」になり、ウォルフ管は精巣上体と精管になり、男性器の精子を運ぶ通路が出来上がります。

女性器の特徴の卵管、子宮、膣になっていくはずのミュラー管を失い、代わりに男性器になるウォルフ管を発達させていくのです。この生殖器の分化は胎生12週までに起こります。

反対に遺伝子のスイッチが入らなければ、お母さんの女性ホルモンの影響と、卵胞

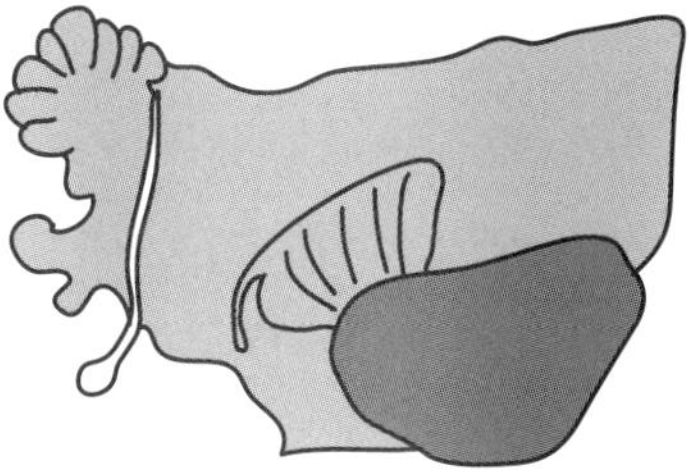

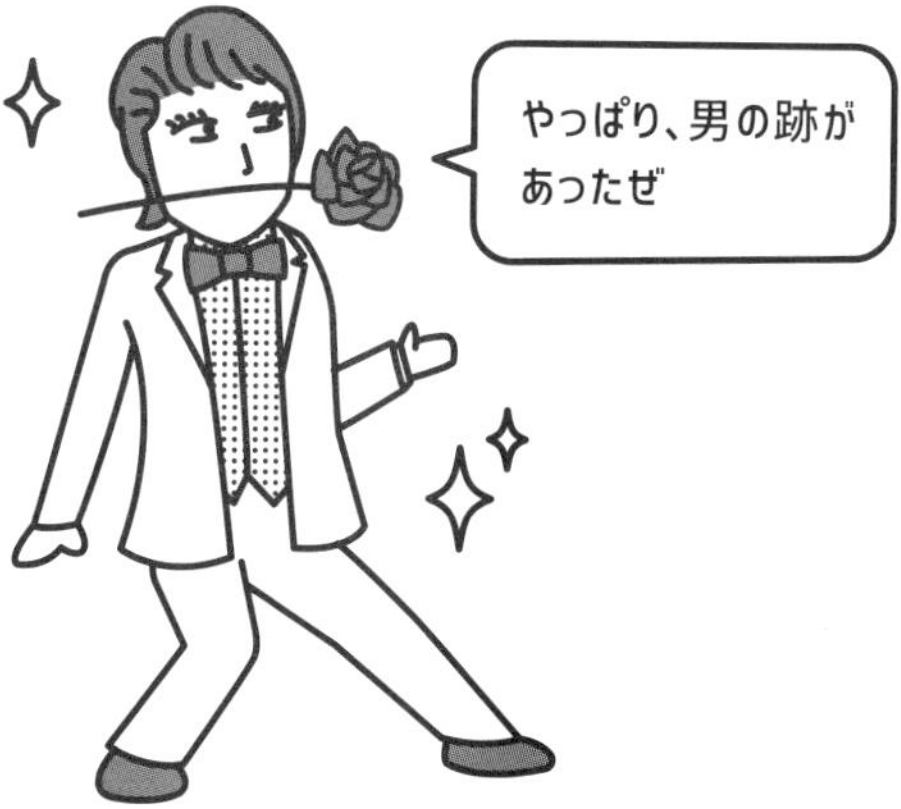
やっぱり、男の跡が
あったぜ

内で男性ホルモンが女性ホルモンのエストロゲンに変換され、ミュラー管は卵管、子宮、膣の一部に変化し、女性器になっていきます。

そして卵巣の近くで子宮広間膜の間と子宮壁内には、ウォルフ管の痕跡が「ゲルトネル管」や、卵巣動脈の間にある、何本かの小管からなる「卵巣傍体」といった機能のない行き止まりの管として残ることがあります。

これが、女性が持つ「精管の跡」です。

この発達は「第一次性徴」と呼ばれ、爬虫類、鳥類、哺乳類に生じます。もちろん「第二次性徴」が生じるのは、子供が大人の身体に変化する思春期です。一方、中間中胚葉の最後の部分の後腎は骨盤の中に生じ、これが最終的な腎臓になります。

「性分化のプロセス」についての仮説

こうしたウォルフ管の形成には、別の説もあります。

米国国立環境衛生科学研究所の研究グループは、マウスの実験から、**ウォルフ管の**

退縮は、精巣からの男性ホルモン分泌の欠如が引き金ではないとしています。メスは、中腎に発現するDNAに特異的に結合するタンパク質「COUP-TFⅡ」が欠損することで、ウォルフ管を退縮させるというのです。

通常、自然界では、COUP-TFⅡが欠損しているマウスは、生後、すぐに死んでしまいます。

研究所では中腎の間質《かんしつ》だけこのタンパク質が欠損したマウスを実験的に作ったところ、メスのマウスのウォルフ管を維持するために必要な組織形成因子の現れが阻害され、ウォルフ管が退縮したと結論付けました。

もちろん、この研究が明確な結論を出すには、実験が今後も続けられて精度が高められる必要がありますが、脊椎動物の「性分化」のプロセスには、まだまだ解明されていない謎が多いことがよく分かります。

ウォルフ管の発達は、動物の種によっても異なります。

魚類と両生類はともに、成体でも中腎が腎臓として働くため、オスでもメスでもウォルフ管が尿路として機能します。またオスでは精巣ともつながって、輸精管の役目も果たします。

爬虫類、鳥類、哺乳類のオスでは、ウォルフ管のみが残り、精管や精嚢として働きます。メスでは中腎が退化し、ウォルフ管が退化し、ミュラー管のみが発達します。尿管はウォルフ管の末端部から枝分かれして、後腎とつながります。

ちなみに、ミュラー管はドイツの解剖学者J・P・ミュラー博士が、ウォルフ管はドイツの解剖学者C・F・ウォルフ博士が発見したので、そう呼ばれています。ウォルフ博士が18世紀に初めて、このウォルフ管を論文に記載したのも、鳥類胚での発見でした。

人間の進化と「性の多様性」

一方、出生女児5000人に1人の割合で、ミュラー管にトラブルが生じる疾患もあります。「ミュラー管無発生」と呼ばれる生殖器系の障害は、外性器や卵巣機能、乳房などの女性的特徴は正常ですが、成長しても膣と子宮が未発達、または欠損しているので、無月経で妊娠することができません。

そこで注目されているのが、子宮移植や人工子宮などといった、将来的に実用化されるであろう「生殖補助医療」です。

逆に、染色体や性腺、性器が男性だったとしても、胎児期の性の分化のときに精巣からの分泌量が足りず、脳内の男性ホルモンの量が少ないと、生まれてから女性としての性行動を取ってしまうことがあるといわれています。

あるいは、体が女性でも、胎児期に脳内に男性ホルモンの量が多いと、生まれてから男性的性行動を取ることも。これらは、近年、注目されはじめた「性同一性障害」の原因の一つと考えられています。妊娠20週前後に男性ホルモンが多いと、脳の中の性中枢が男性として認識。ここで、出生以後も性行動が「男」となるのです。

脳の分化も女性型が基本です。この時期の脳内の男性ホルモンが少ないと、性中枢が女性と判断して、生後女性としての性行動を取るようになります。脳の性分化は、胎生90日頃までに決定されます。

ウォルフ管、ミュラー管は、どちらも原初的な器官で、男性と女性でどちらかが発達し、残りは痕跡になっています。**それらは人間、ひいては脊椎動物が進化してきた過程を示す重要な証拠です。**しかし、その機能には謎の部分も多く、これからの解明が待たれています。

人間の生活様式が多様化した現代は、性差を考え直す話題や出来事に溢れています。そうした社会問題にも、ウォルフ管、ミュラー管といった生物進化の原点が深く関わっているのは不思議な気もします。

人間がいかに高等に進化したと思い込んでいても、抱える問題や疑問も、脊椎動物が生まれた頃からあらかじめ「あった」ということ。

性差を巡るさまざまな議論は、文化が熟成したことでようやく陽の目を浴びた、進化の上で起きている人間の多様性の問題なのです。

COLUMN

5

転用とは？

〜不要な器官を「リサイクル」する動物たち〜

技術の進化、デザインの進化……。世の中には「進化」という言葉が溢れています。その意味はおおよそ「進歩した〇〇」の意味で使われています。**しかし、生物学では「進化＝進歩」ではありません。**進化は、集団が世代を経るごとに変わっていく性質の累積的変化のことです。その過程では、生物の持つ器官が姿を変えていきます。パターンは二つで、元々あった器官が、痕跡器官になる場合。もう一つは、**元の器官が、異なった用途で用いられる場合＝「転用」**です。

進化上、生物は体の器官の機能を複雑化させてきました。ところがよく観察してみると、それらは元々あった器官を転用したものがほとんどです。

魚類のヒレは、陸上へ上がるときに手足として転用され、陸上で空気を吸うための肺は、腸の一部が転用されました。また鰓《えら》の支柱である鰓弓《さいきゅう》の骨格構造を転用して、下顎にある舌顎骨《ぜつがっこつ》を獲得。それが陸上に上がったときに、また転用されて、鼓膜に届いた振動を内耳に伝える耳小骨《じしょうこつ》になりました。同じく哺乳類では、元は嗅覚のための器官だったものが、空気を取り入れる呼吸器官に転用されました。

中には、分かりづらいものもあります。

原始的なヘビの一種であるニシキヘビは、肛門の直前に左右1対の爪を持っています。これはほかの爬虫類が持っているような後肢の痕跡なのですが、ニシキヘビのオスは、配偶行動のときに、この爪を使ってメスに求愛刺激を与える繁殖器官として転用しています。

昆虫のハエは、2枚の前翅だけが目立ちますが、先端が球状に膨らんだ小さな棒のような後翅も持っています。後翅は平均棍《へいきんこん》と呼ばれ、飛行中の姿勢のバランスを感じ取る受容器に使っています。これも転用とされています。

生物が自らの形を変化させていくとき、新しい器官をゼロから作るより、元々ある不要なものを、ほかの目的に使った方が効率的というわけです。

転用は、進化上のリサイクル活動といえるのです。

本書は、徳間書店より刊行された『終わっている臓器』を、
文庫収録にあたり再編集のうえ、改題したものです。

坂井建雄（さかい・たつお）
順天堂大学保健医療学部特任教授。1953年大阪府生まれ。東京大学医学部卒。東京大学医学部解剖学教室助手、助教授を経て1990年より順天堂大学医学部教授、2019年より現職。
著書に、『眠れなくなるほど面白い図解解剖学の話』（日本文芸社）、『医学全史』（ちくま新書）、『面白くて眠れなくなる人体』（PHP研究所）、『ぜんぶわかる人体解剖図』（共著、成美堂出版）など多数。

知的生きかた文庫

ざんねんな人体《じんたい》

監修者　坂井《さかい》建雄《たつお》
発行者　押鐘太陽
発行所　株式会社三笠書房
〒一〇二―〇〇七二　東京都千代田区飯田橋三―三―一
電話〇三―五二二六―五七三四〈営業部〉
〇三―五二二六―五七三一〈編集部〉
https://www.mikasashobo.co.jp
印刷　誠宏印刷
製本　若林製本工場

ISBN978-4-8379-8877-9 C0130

知的生きかた文庫

大人気クイズ作家が教える！10秒雑学

日髙大介

ＴＶで活躍中の人気クイズ作家が、年間約1万問のクイズを作る中で大反響だったネタだけを厳選！　ひとネタ10秒で、定番知識から最新エンタメまで完全網羅した一冊！

時間を忘れるほど面白い雑学の本

竹内　均【編】

1分で頭と心に「知的な興奮」！　身近に使う言葉や、何気なく見ているものの面白い裏側を紹介。毎日がもっと楽しくなるネタが満載の一冊です！

アタマが1分でやわらかくなるすごい雑学

坪内忠太

「飲み屋のちょうちんは、なぜ赤色か？」「朝日はまぶしいのに、なぜ夕日はまぶしくないか？」など、脳を鍛えるネタ満載！　どこでも読めて、雑談上手になれる1冊。

日本語おもしろ雑学

坪内忠太

つまらないことを、なんで「くだらない」というのだろう？　総スカンの「スカン」とは？　つい時間を忘れて読んでしまう、簡単そうで答えられない質問286！

なるほど！雑学「この差」って何だ？

曽根翔太

チャーハンとピラフ、ミルクティーとロイヤルミルクティーの違いを説明できる？　思わず話したくなる、アレとコレの違い！　雑談もぐっと盛り上がる223ネタ！

C50463